The Atlas of the Laparoscopic Radical Gastrectomy
—Enjoyable Space

手术图谱

图解"欢乐间隙法"腹腔镜胃癌根治术

主　编　林　伟

副主编　陈金坤　邱仙土

　　　　郑龙志　董志勇　陈建新

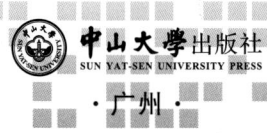

中山大学出版社
·广州·

版权所有　翻印必究

图书在版编目（CIP）数据

手术图谱：图解"欢乐间隙法"腹腔镜胃癌根治术 / 林伟主编；陈金坤，邱仙土，郑龙志，董志勇，陈建新副主编. -- 广州：中山大学出版社，2025. 5. -- ISBN 978-7-306-08476-7

Ⅰ. R735.2-64

中国国家版本馆 CIP 数据核字第 20250G61G6 号

SHOUSHU TUPU: TUJIE "HUANLE JIANXIFA" FUQIANGJING WEIAI GENZHISHU

| 出 版 人：王天琪
| 策划编辑：曾育林
| 责任编辑：曾育林
| 封面设计：曾　斌
| 责任校对：陈生宇
| 责任技编：靳晓虹
| 出版发行：中山大学出版社
| 电　　话：编辑部　020-84113349，84110776，84111997，84111996，84110283
| 　发行部　020-84111998，84111981，84111160
| 地　　址：广州市新港西路135号
| 邮　　编：510275　　　　　　　　　传　真：020-84036565
| 网　　址：http://www.zsup.com.cn　　E-mail：zdcbs@mail.sysu.edu.cn
| 印 刷 者：广州市友盛彩印有限公司
| 规　　格：787mm×1092mm　1/16　　5.75印张　　130千字
| 版次印次：2025年5月第1版　2025年5月第1次印刷
| 定　　价：50.00元

如发现本书因印装质量影响阅读，请与出版社发行部联系调换

编委会

主　编

林　伟

副主编

陈金坤　邱仙土　郑龙志　董志勇　陈建新

参编人员

黄少雄　郑长悦　郭　健　陈　凯
祖　斌　刘惠滨　徐　锐　陈汉和

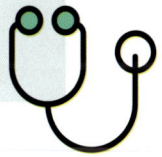

主编介绍

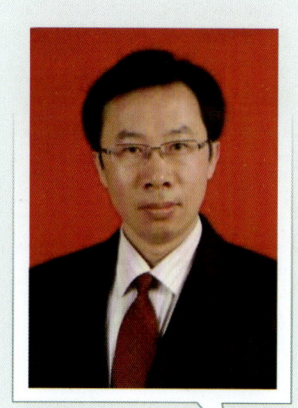

博士，教授，主任医师，硕士研究生导师
福建省卫生健康突出贡献中青年专家
福建省高层次人才（C类）
省级重点专科（胃肠外科）学科带头人
莆田学院附属医院胃肠外科主任
莆田学院胃肠研究所所长
莆田学院外科教研室主任

林 伟

● **学术任职：**

中国抗癌协会第一届手术安全与质量控制专业委员会委员
中国医师协会外科医师分会肥胖和代谢病外科专家工作组委员
中国抗癌协会肿瘤胃肠病学专业委员会第一届福建省肿瘤胃肠病学联盟副主任委员
中华医学会福建分会外科学分会委员
中国医师协会福建省外科学分会委员
福建省医师协会普通外科医师分会委员
福建省加速康复外科学组委员
福建省海峡医药卫生交流协会胃外科学会副会长
福建省海峡医药卫生交流协会肿瘤营养分会常务理事

● **学术荣誉：**

2020年荣获福建省科学技术奖一等奖（第五完成人）
2019年荣获"中华外科金手指"二等奖
2017年获得"协和杯"腔镜胃癌手术视频大赛二等奖
2016年荣获中青年医师胃癌手术视频大赛二等奖
2014年荣获福建省教学成果奖二等奖

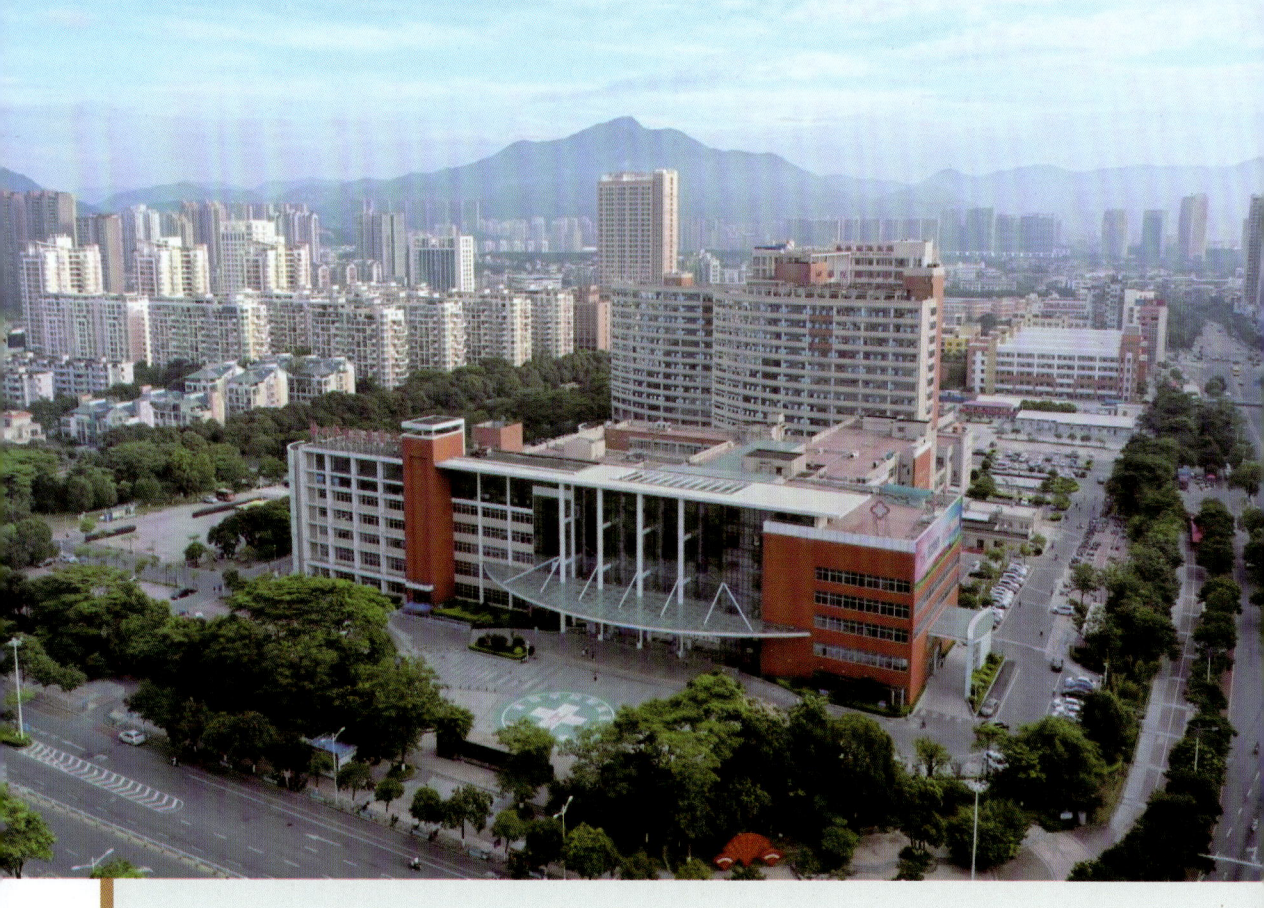

　　莆田学院附属医院是福建省最早的医院之一，创建于1896年，前身系英国教会创办的"兴化圣教医院"；1912年改称"莆田圣路加医院"，并附设"圣路加高级护士助产职业学校"；1953年改名"莆田医院"；2003年升格易名为"莆田学院附属医院"；2009年挂牌"南方医科大学附属莆田医院"；2012年经莆田市委、莆田市政府批准成立"莆田学院附属医院医疗集团"。百余年风雨栉沐，几代人薪火相传，医院已发展成为一所集医疗、教学、科研、急救、预防、康复、保健为一体的大型综合性三级甲等医院。现为国家爱婴医院、全国首批危险性上消化道出血救治区域中心、国家脑出血外科诊疗基地、国家乳腺癌规范诊疗质量控制试点中心、国家住院医师规范化培训基地、国家临床药师培训基地、国家药物临床试验机构、中德脊柱交流中心、中德胸心外科交流中心、美敦力大中华区脊柱微创教育中心。2022—2023年连续两年在全国三级公立医院绩效考核中蝉联A等级，成为莆田市首家跻身全国A级方阵的医疗机构。

现有教职工2700名，其中具有高级职称的近600人，正副教授74人，博士研究生导师、硕士研究生导师38人，博士后、博士研究生及硕士研究生500余人。开放床位2200张，2024年度总诊疗人次216万，出院人次10.4万，手术台次3.5万。设有临床科室56个，医技科室18个，病区48个，专科专病门诊32个。拥有院士工作站1个，省级临床医学研究中心1个，省级重点专科10个，市级重点专科20个，医学硕士联合培养点9个，莆田学院医学研究所10个，临床教研室16个。

各临床学科全面发展，机器人辅助手术、微创手术、介入手术、试管婴儿等新技术广泛应用于临床，形成了"内科外科化，外科微创化，微创精细化"的良好诊疗层次。以疾病为中心开展多学科协同诊疗，全方位提高救治效率和质量，胸痛中心、房颤中心、高血压达标中心、癫痫中心、卒中中心先后通过国家级认证。荣获"全国血栓防治中心优秀单位""国家PCCM科规范化建设优秀单位"称号。建成了福建省儿童救治和产前筛查诊断莆田分中心、莆田市唯一生殖医学中心，急危重症综合救治能力不断提升。

莆田学院附属医院医疗集团现有成员医院19家。2021年获批福建省首批省级区域医疗中心建设医院。2022年先后与北京大学肿瘤医院、北京大学口腔医院、福建医科大学附属协和医院签订战略合作协议，在硬件设施、学科建设、人才培养、能力提升、运营管理模式等方面实现高位嫁接，共建省级区域医疗中心，全力打造区域医疗高地。

前 言

莆田学院附属医院胃肠外科的前身是普外科,创办于1903年,以英籍医师孙道立施行首例剖腹手术成功为标志,成为莆田最早开展外科手术的见证。1911年(清宣统三年),英国人华实接任院长。华实是剑桥大学医学博士毕业,擅长外科,他的到来带动了外科的迅速发展。1925年(民国十四年),英国爱登堡皇家学会院士余文光回国,在家乡的莆田圣路加医院担任外科主任,并积极筹建华实产科院(以当时英人院长华实之名命名的产科院)。他是福建省第一位(于1926年)介绍并实施经过其本人变革的治疗胃十二指肠溃疡的毕氏Ⅱ式手术的外科医生。1949年10月,余文光院长辞职转任浙江医学院第二教学医院院长。他是中国第一位(于1953年)对胰头癌施行惠普尔(Whipple)手术的外科医生,他的专著《胰腺头癌切除术》于1954年发表在中英文双语版的《中华医学杂志》上。在浙江省,他首次(于1954年)将脾肾分流术用于门静脉高压合并食道静脉曲张破裂出血治疗。这项技术为当时治疗浙江省流行的血吸虫病做出了巨大的贡献。在实验外科领域,他是国内最早对动脉修补物(人造血管)进行研究的研究者之一。在浙江省,他首次通过移植丝织的Orlon血管,成功治疗了一名切除腹股沟部巨大肉瘤的患者,使其免于截肢。1943年,美国纽约医学院博士毕业的陈国熙从美国回到莆田圣路加医院,先后任外科医师、外科主任、医务处主任兼外科主任(1949年10—12月任莆田圣路加医院代院长),带动医院的普外科继续发扬光大。2003年6月11日,医院升格易名为莆田学院附属医院,后又挂牌南方医科大学附属莆田医院。彼时普外科在陈金坤主任的带领下,开展了莆田市第一例腹腔镜下胆囊切除术,并率先在我市开展胰十二指肠切除术、低位直肠癌切除术(双吻合器保肛),各种微创技术占比逐年提高。2012年,随着莆田学院附属医院新区的搬迁，医院科室拆分重组，原来的普外科和肿瘤外科转变成胃肠外科、肝胆外科、肛肠外科、甲状腺外科、乳腺外科等细分科室，业务方向由广度向深度发展，微创化、精准化外科理念引领了胃肠外科的发展。

目前，莆田学院附属医院胃肠外科是福建省临床重点专科建设项目，是莆田学院胃肠外科研究所挂靠单位，在发展传统胃癌、结直肠癌外科综合治疗的同时，不断加强胃外科、结直肠外科、疝外科、减重代谢外科等亚专科协同发展。科室目前承担南方医科大学、福建医科大学、福建中医药大学硕士研究生培养任务，同时也是北京大学肿瘤医院共建病区消化道肿瘤诊疗中心、暨南大学微创外科研究所莆田减重与腹壁疝基地、消化系统肿瘤多学科诊疗MDT创建单位、晚期结直肠癌靶向治疗规范化试点单位、福建省外科ERAS标准病房、便秘及肠道微生态治疗联盟单位、智护无陪试点病房、精准体腔热灌注治疗联盟单位。科室能够熟练开展传统开腹/腹腔镜胃癌根治术、腹腔镜结肠/直肠癌根治术、腹腔镜下疝微创手术、3D/4K高清腹腔镜胃肠肿瘤手术、腹腔镜ICC荧光显影技术、腹腔热灌注治疗、减重微创手术、腹腔镜下食管疝修补+胃底折叠术等手术，年开展手术量超过1000台。

莆田学院附属医院胃肠外科

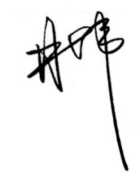

2025 年 5 月 1 日

历年获奖

"欢乐间隙法"胃癌膜解剖技术多次在全国胃肠手术视频比赛中获一、二等奖,得到国内知名专家的认可。

2016 年中国中青年医师胃癌手术视频大赛二等奖
2017 年第四届"协和杯"腹腔镜胃癌手术视频大赛二等奖
2018 年中国中青年医师胃癌手术视频大赛二等奖
2019 年第四届"中华外科金手指"全国总决赛二等奖
2021 年第四届"协和杯"腹腔镜胃癌手术视频大赛一等奖
2023 年第三届大中华胃癌腹腔镜手术菁英赛南部赛区一等奖
2024 年中国中青年医师胃癌手术视频大赛二等奖
2024 年第三届大中华胃癌腹腔镜手术菁英赛全国总决赛一等奖

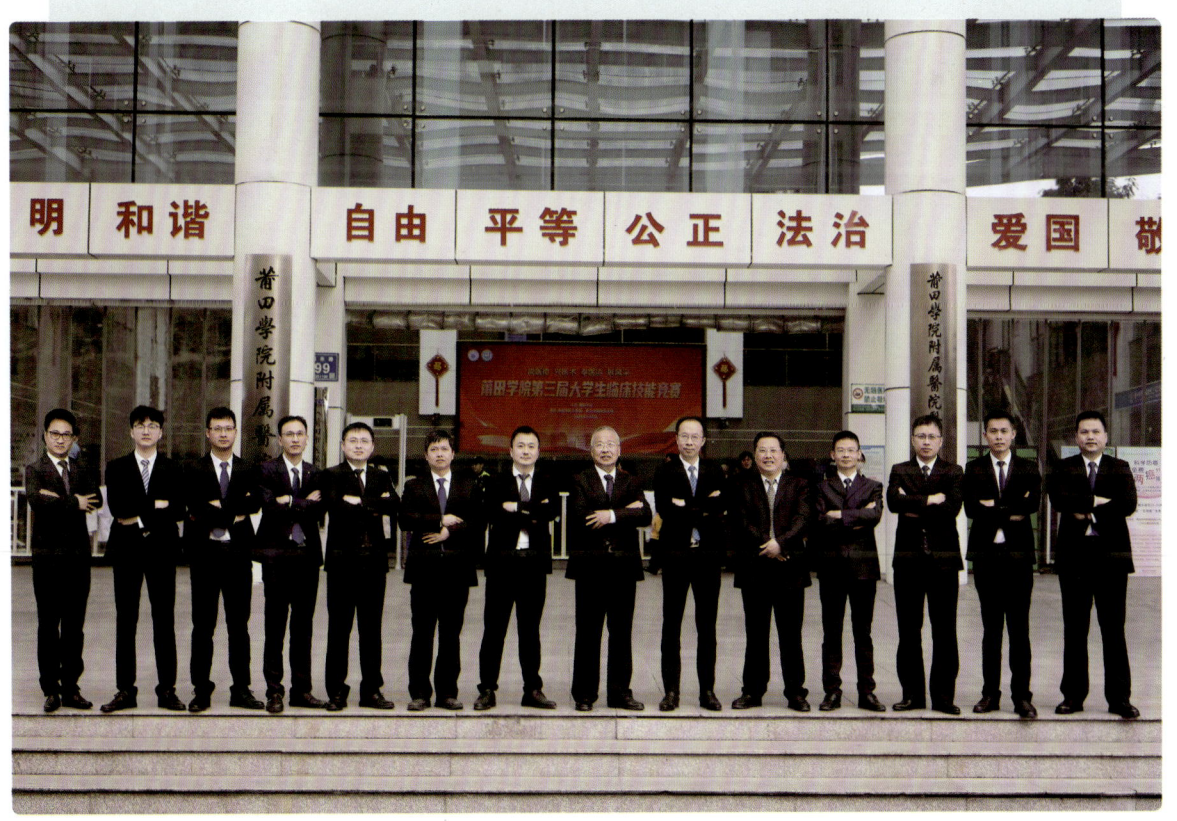

目 录

第一章　腹腔镜胃癌根治术术前准备

第一节　手术设备与器械　/ 001
第二节　术者的站位及患者的体位　/ 009
第三节　穿刺器布局及气腹的建立　/ 010

第二章　幽门下区淋巴结清扫："挑拨离间法"

第一节　概述　/ 011
第二节　大网膜切除　/ 011
第三节　横结肠系膜前叶剥离　/ 015
第四节　"挑拨离间法"的概念　/ 018
第五节　幽门下区血管离断及 No.6 组淋巴结清扫　/ 023
第六节　电钩在幽门下区淋巴结清扫中的应用　/ 028
第七节　"挑拨离间法"的优点　/ 032

第三章　腹腔干右侧区淋巴结清扫："帐篷法"

第一节　概述　/ 034
第二节　腹腔干右侧区的解剖　/ 035
第三节　"帐篷法"的概念　/ 035
第四节　"帐篷法"的解剖步骤　/ 038
第五节　"帐篷法"的优点　/ 055

第四章　腹腔干左侧区淋巴结清扫："欢乐间隙"和"欢乐间隙分离法"

第一节　概述　/ 056

第二节　"欢乐间隙"和"欢乐间隙分离法"的概念　/ 058

第三节　"欢乐间隙分离法"的解剖步骤　/ 062

第四节　"欢乐间隙分离法"的优点　/ 074

第五章　电器械在腹腔镜胃癌手术的妙用

第一节　电器械的发展史及概述　/ 076

第二节　腹腔镜胃癌手术中如何应用电器械　/ 077

第三节　小结　/ 078

第一章 腹腔镜胃癌根治术术前准备

第一节 手术设备与器械

一、腹腔镜成像系统

腹腔镜手术成像系统由腹腔镜、摄像设备、光源组成。

（1）腹腔镜：目前腹腔镜根据镜身直径可分为 10 mm、5 mm、3 mm 3 种，根据物镜的角度可分为 30° 镜和 0° 镜。10 mm 镜身直径的腹腔镜光线传送强度为 5 mm 的 3 倍，能够提供更好的手术视野和清晰度。临床上常选择 10 mm 腹腔镜。30° 镜具有可通过旋转镜身达到多角度观察的优点，由于腹腔镜胃癌手术操作范围大，解剖关系复杂，临床上常选择 10 mm 镜身直径搭配 30° 物镜（图 1-1）。

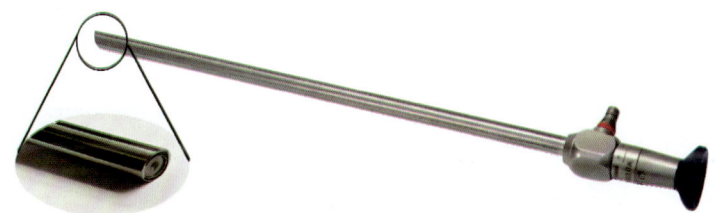

图 1-1　10 mm 镜身直径搭配 30° 物镜

（2）摄像设备：摄像设备由摄像头、摄像线缆（图 1-2）、信号转换器（图 1-3）及监视器（图 1-4）组成。

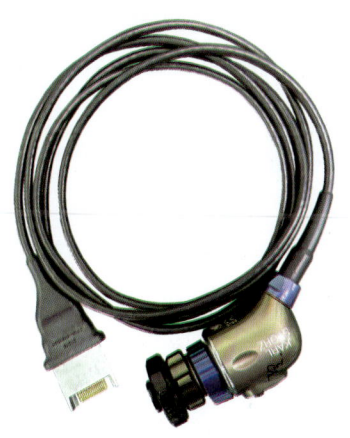

图 1-2　摄像头 + 线缆

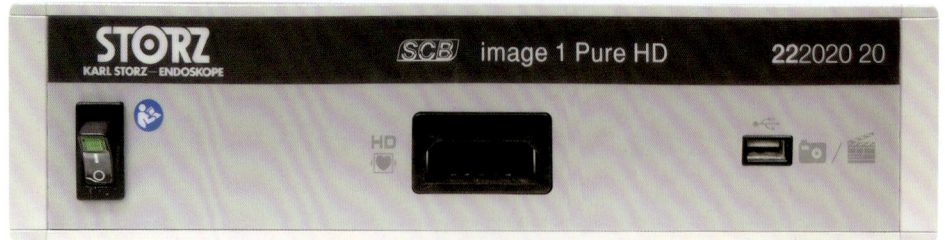

图 1-3　信号转换器

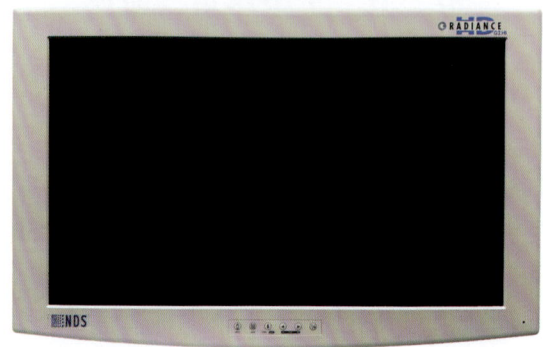

图 1-4　监视器

（3）光源：目前临床上使用的光源均为冷光源，光源系统由冷光源机（图 1-5）和光纤光缆（图 1-6）组成。

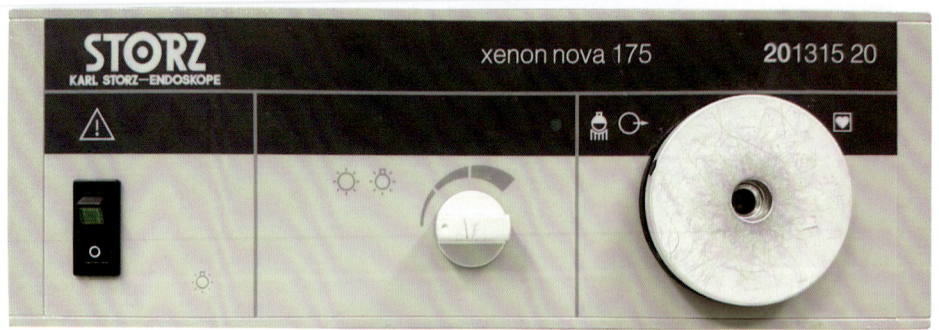

图 1-5　冷光源机

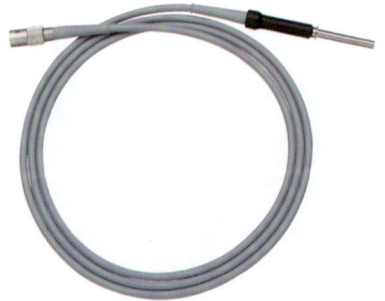

图 1-6　光纤光缆

3D腹腔镜系统（图1-7）：自2000年以来，随着视频和光学技术的不断进步，3D腹腔镜系统的发展逐步展开。3D镜头通过利用两个角度略有不同的摄像头来模仿人眼，提供立体视图，从而增强深度感知，特别是在精细手术中，这能减少手术错误。此外，先进的数字成像技术和高清、4K摄像机及显示技术的改进，实现了更清晰、更详细的3D视觉效果。

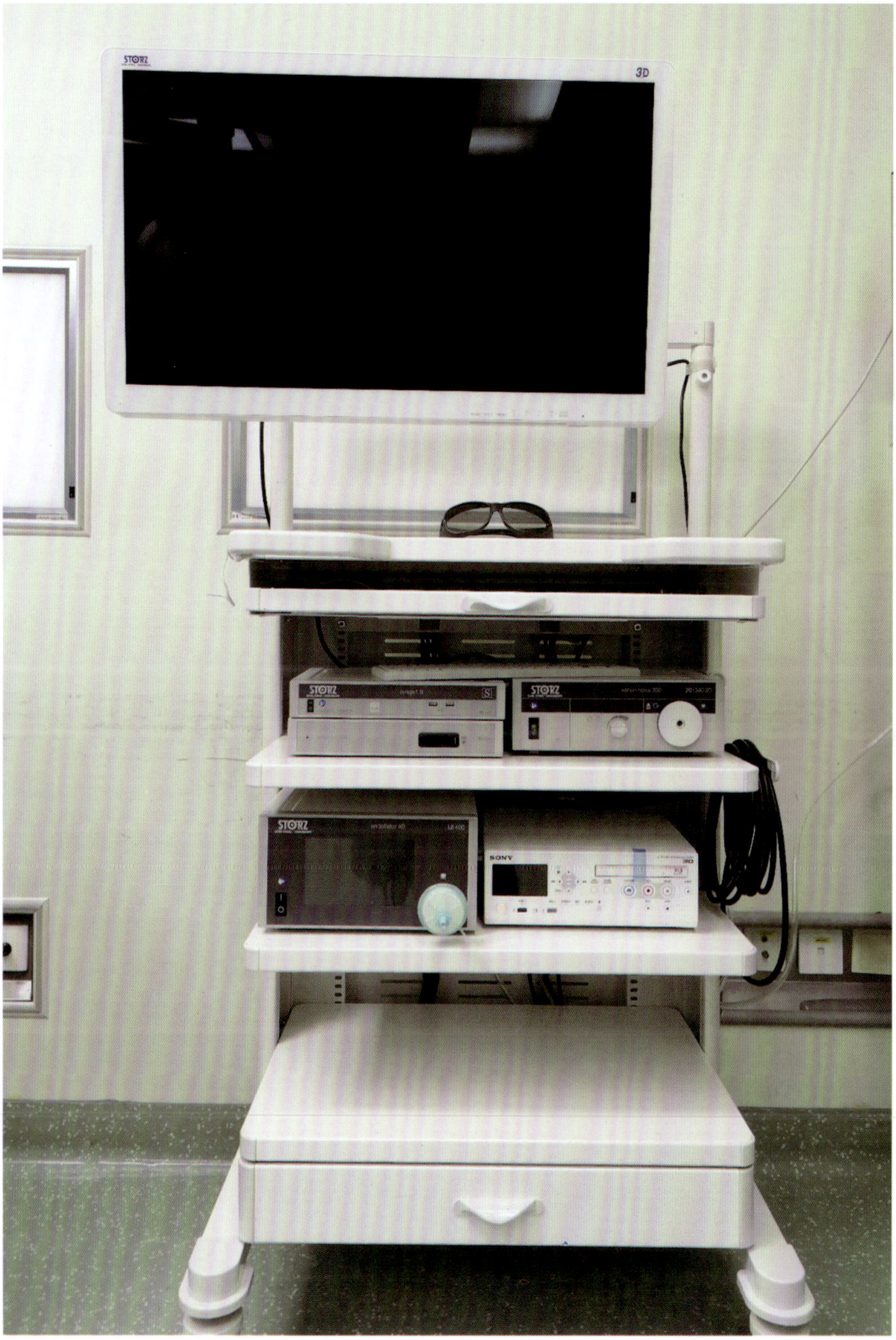

图1-7 3D腹腔镜系统

二、气腹系统

腹腔镜手术需要稳定的人工气腹以提供一个清晰和宽敞的操作空间。气腹系统（图1-8）通过气腹管道向腹腔内注入气体，使腹腔内压力处于一个相对稳定的状态。成人常规气腹压力维持在10~15 mmHg，小儿患者的气腹压力通常比成人略低，一般维持在6~12 mmHg。对于肥胖患者，有时需要稍微高一些的压力（如15~20 mmHg）。目前，普遍选择二氧化碳作为充气气体，因为它在安全性、生理相容性、低毒性、高溶解度和稳定性等方面具有优越特性，但它也存在酸碱失衡、高碳酸血症、气体栓塞、血流动力学变化、吸收困难、术后腹胀等潜在的危害和副作用，因此手术过程中需要密切监测二氧化碳注入量和腹腔内压力，术后密切观察患者的情况，并采取必要的措施来缓解可能出现的不适和并发症。

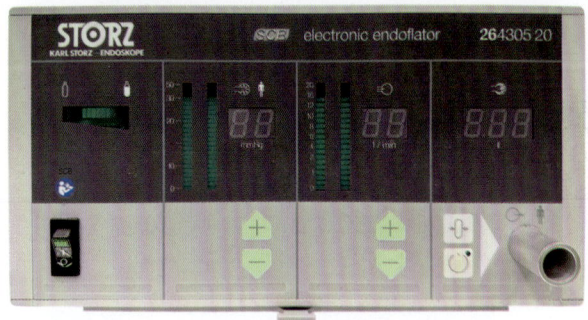

图1-8　气腹系统

三、能量系统

在腹腔镜手术中，能量系统（Energy Systems）是指用于切割、凝固、烧灼和止血的设备和技术，常见的腹腔镜手术能量系统包括电外科设备、超声波设备等。

（1）腹腔镜电钩（Laparoscopic Electrosurgical Hook）（图1-9）：是一种常用的腹腔镜手术器械。电钩通过钩尖将高频电流传导到目标组织，电流在组织内产生热效应，使蛋白质变性以切割或凝固组织。钩尖的设计和对电流的控制使得电钩能够进行精细的手术操作，减少对周围组织的损伤。在操作中需要根据不同组织进行电流调节，以避免过度切割或凝固，同时要确保绝缘杆完好无损，避免电流泄漏导致对周围组织的意外伤害。

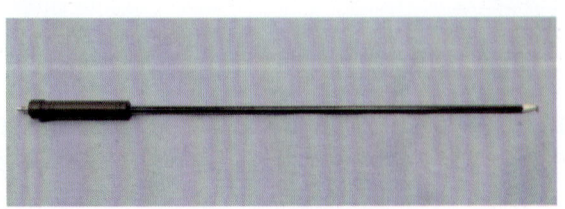

图1-9　腹腔镜电钩

（2）超声刀（Ultrasonic Surgery）（图1-10）：是利用超声波能量进行组织切割和凝固的先进手术器械，其优点是切割时产生的热量较少，对周围组织的损伤较小。超声刀设备由手柄、绝缘杆、刀头、超声换能器（图1-11）和控制台（图1-12）组成。腹腔镜胃癌手术过程中，能量常常选择上3档、中等能量设置和5档、最高能量设置，以精确控制手术过程中的切割和凝固效果。

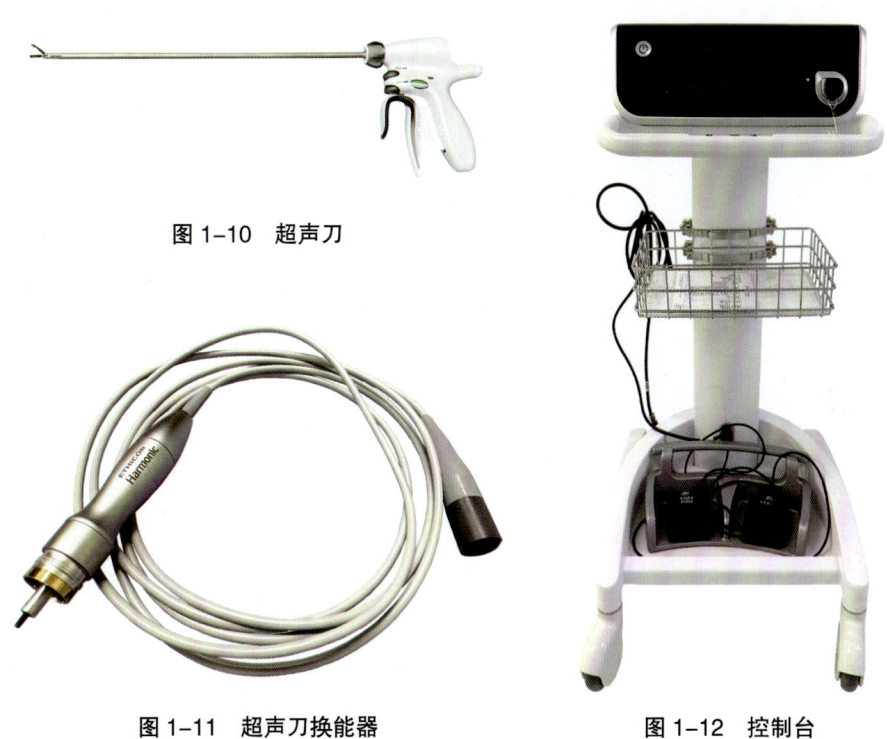

图1-10　超声刀

图1-11　超声刀换能器　　　　图1-12　控制台

四、手术器械

腹腔镜手术器械以其小型化、高视觉化、灵活多功能的应用、高精度、微创性等特点，在现代外科手术中发挥了重要作用。

（1）气腹针：建立腹腔镜气腹是腹腔镜手术的基础步骤，临床上气腹的建立可以采取闭合式和开放式。闭合式气腹的建立需要使用到气腹针（Veress针）（图1-13），Veress针由针尖、内芯、外管、手柄和气阀组成。在穿刺过程中，可移动的内芯受到阻力退缩，当针尖进入腹腔时，圆形光滑的内芯会自动弹出，以避免损伤腹腔内器官。允许气体通过针腔进入腹腔。临床上可进行"滴水测试"——将生理盐水注入针内，观察是否顺利流入腹腔，若顺利流入，表示位置正确。

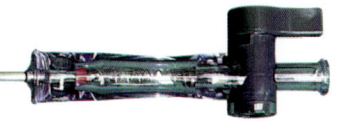

图1-13　气腹针（Veress针）

（2）腹腔镜穿刺套管（Trocar）：是微创手术中的一种专用器械，主要用于创建进入腹腔的通道，以便插入腹腔镜和其他手术器械。套管由尖头导针和空心套管组成（图1-14），导针用于穿刺腹壁，而套管则用于保持通道的开放。套管通常带有阀门，以防止气体泄漏。其根据直径可分为5 mm套管：适用于细小器械的插入，如剪刀、镊子等；10 mm套管：常用于插入腹腔镜和较大器械；12 mm或更大尺寸的套管：适用于需要较大通道的器械和标本取出。随着外科设备的发展，器械厂商研发出可视化腹腔穿刺器（图1-15）。通过监视器，外科医生可以清晰地看到穿刺器在穿过腹壁、进入腹腔时的路径，避免盲穿，降低穿刺时误伤内脏的风险。

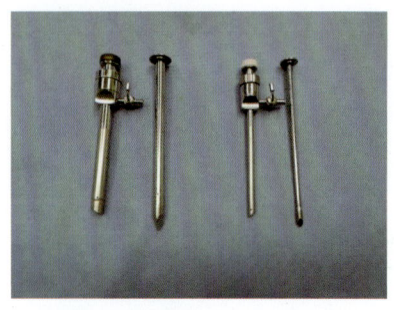

图1-14　腹腔镜穿刺套管

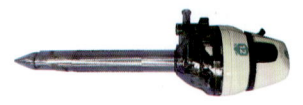

图1-15　可视化腹腔穿刺器

（3）腹腔镜分离和钳夹器械：腹腔镜手术中使用的分离和钳夹器械种类繁多，腹腔镜胃癌手术中，常用的器械包括腹腔镜分离钳（图1-16）、腹腔镜无损伤胃钳（图1-17）、腹腔镜无损伤肠钳（图1-18）、腹腔镜持针钳（图1-19）、腹腔镜剪刀（图1-20）和夹具施放器（图1-21）。

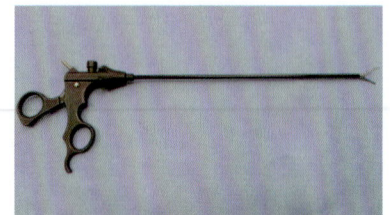

图1-16　腹腔镜分离钳

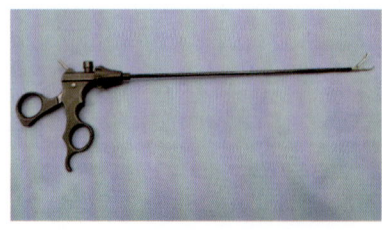

图1-17　腹腔镜无损伤胃钳

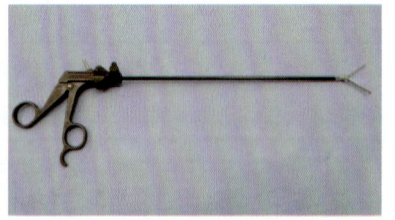

图1-18　腹腔镜无损伤肠钳

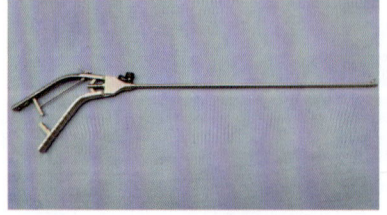

图1-19　腹腔镜持针钳

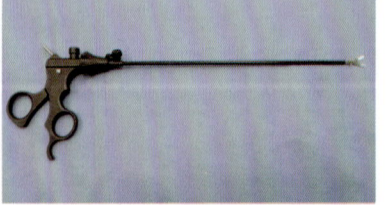

图1-20　腹腔镜剪刀

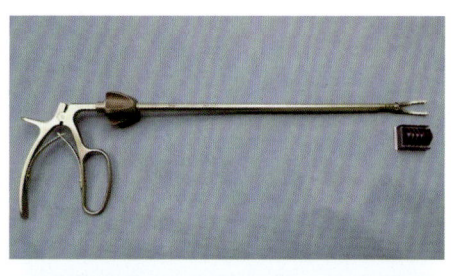
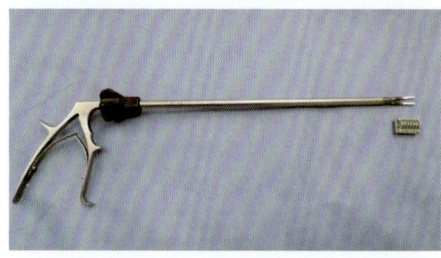
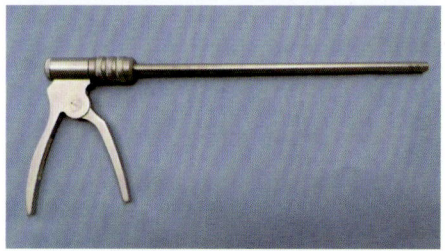

图1-21 夹具施放器

（4）腹腔镜冲洗吸引系统：腹腔镜手术过程中，流出的血液或其他体液可能会遮挡摄像头的视野，影响手术操作，冲洗系统通过冲洗、吸除这些障碍物，来确保清晰的视野。冲洗吸引系统包括负压冲洗吸引装置和冲洗吸引管（图1-22）。

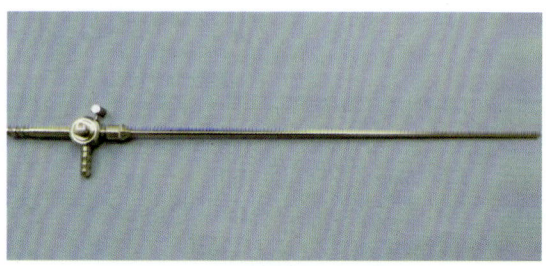

图1-22 腹腔镜冲洗吸引管

（5）腹腔镜直线切割闭合器（Laparoscopic Linear Cutter/Stapler）（图1-23）：是一种在腹腔镜手术中用于切割和缝合组织的专用器械。其工作原理是基于机械切割和钉合的联合操作，通过一次性的切割和钉合动作，在组织中形成整齐的切口并同时进行缝合，具有操作快捷、安全性高、组织损伤小和适应性强等优点。其按切割和钉合的驱动方式可分为手动闭合器和电动闭合器；根据钳口长度可分为45 mm、60 mm切割闭合器。根据不同的手术需求和组织特性，钉仓可以按钉子高度分为短钉钉仓、中钉钉仓和长钉钉仓，目前大多厂家使用颜色编码来标识不同类型的钉仓。

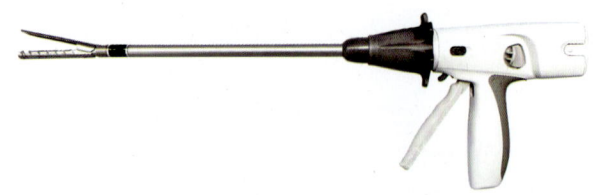

图 1-23　腹腔镜直线切割闭合器

以 Ethicon 和 Covidien 的产品为例：①白色钉仓通常为短钉，适用于薄组织；②蓝色钉仓适用于中等厚度的组织；③金色或绿色钉仓通常为长钉，适用于较厚的组织。颜色编码系统使外科医生能够快速选择合适的钉仓，降低误用的风险。

（6）腹腔镜管形吻合器（Laparoscopic Circular Stapler）（图 1-24）：是腹腔镜手术中用于进行消化道重建的专用器械，管形吻合器通过一次性的环形切割和缝合操作，可快速且有效地完成组织的吻合。腹腔镜管形吻合器的分类多样，根据钉仓直径可分为 21 mm、25 mm、29 mm 等类型，腹腔镜胃癌手术中，可根据消化道直径选择合适的器械类型。

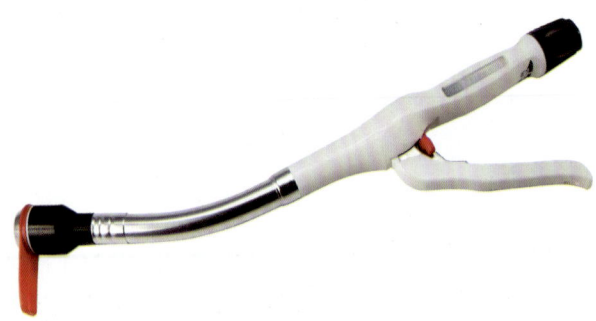

图 1-24　腹腔镜管形吻合器

（7）腹腔镜专用纱条（图 1-25）：是一种在腹腔镜手术中使用的特殊医用纱布制品。它主要用于吸收手术过程中流出的血液、体液，保持手术视野清晰，或者用于暂时性地保护和分离组织结构。与传统的开放手术纱条相比，腹腔镜专用纱条通常设计得更细长，以便能够通过狭窄的手术通道（如套管针或穿刺套管）进入腹腔。

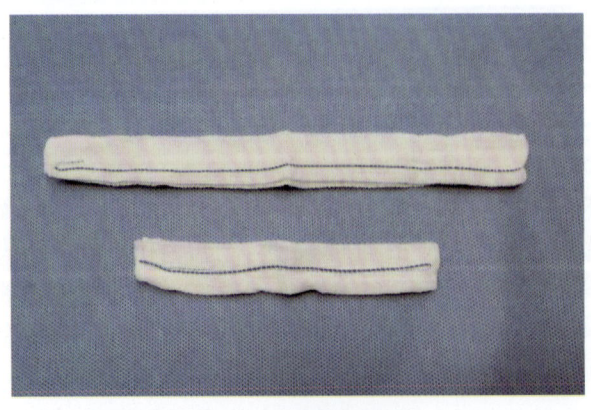

图 1-25　腹腔镜专用纱条

第二节 术者的站位及患者的体位

术者的站位及患者的体位见图 1-26 至图 1-29。

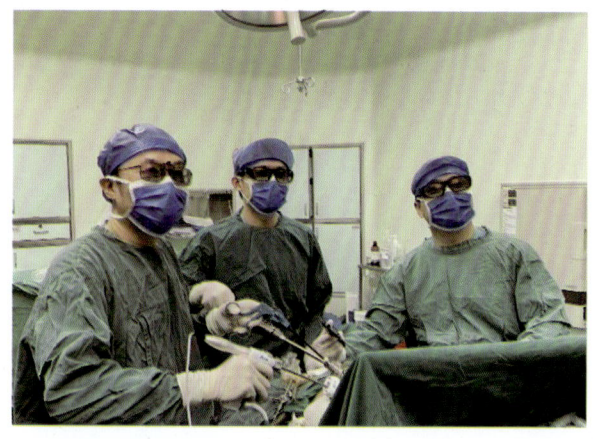

图 1-26 术者一般站位及示意

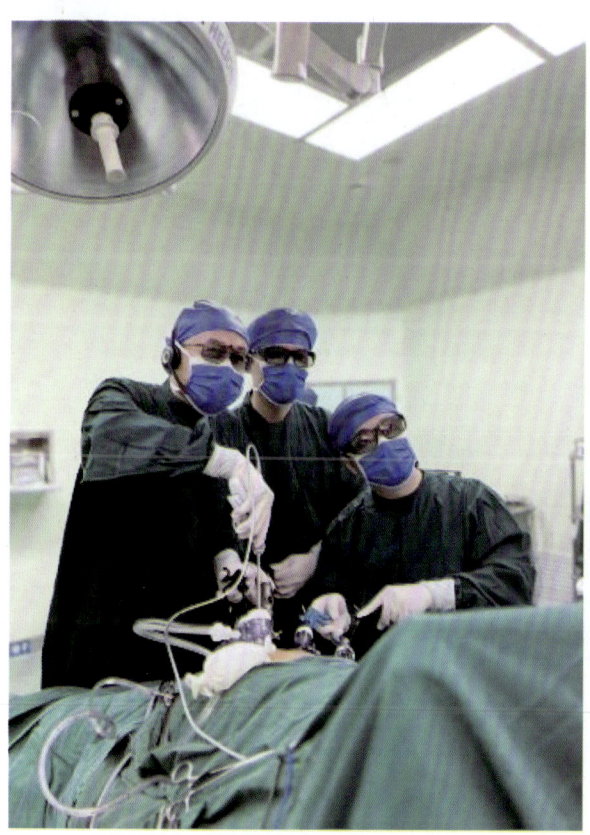

图 1-27 脾门清扫时术者的站位

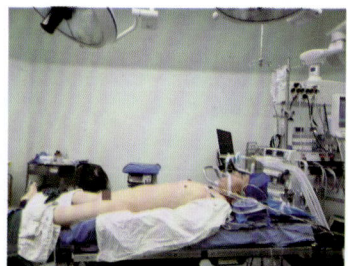

图 1-28 患者一般体位

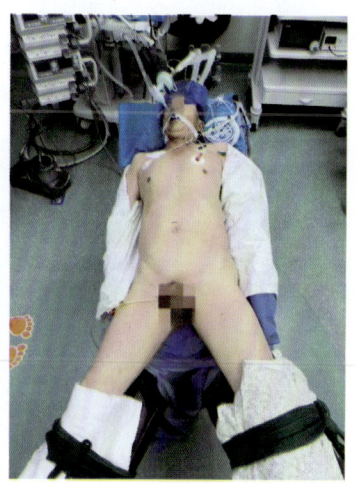

图 1-29 脾门清扫时患者的体位（头高脚底 10°~20°，同时向右倾斜 20°~30°）

第三节　穿刺器布局及气腹的建立

Trocar 位置及气腹的建立见图 1-30 至图 1-33。

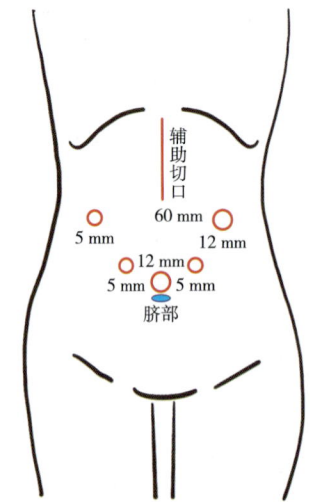

图 1-30　Trocar 位置示意

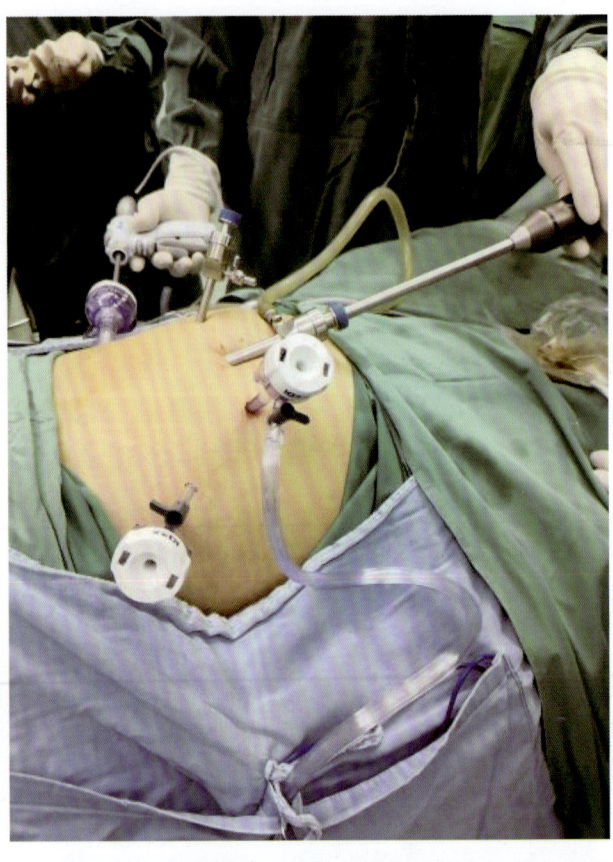

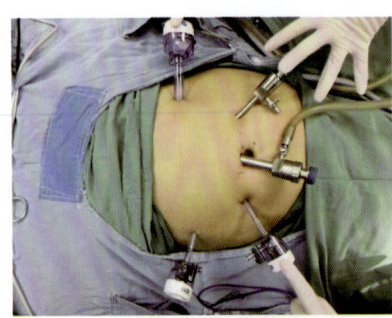

图 1-31　Trocar 位置

图 1-32　气腹的建立（助手操作孔接小流量负压吸引，有利于保持视野的清晰）

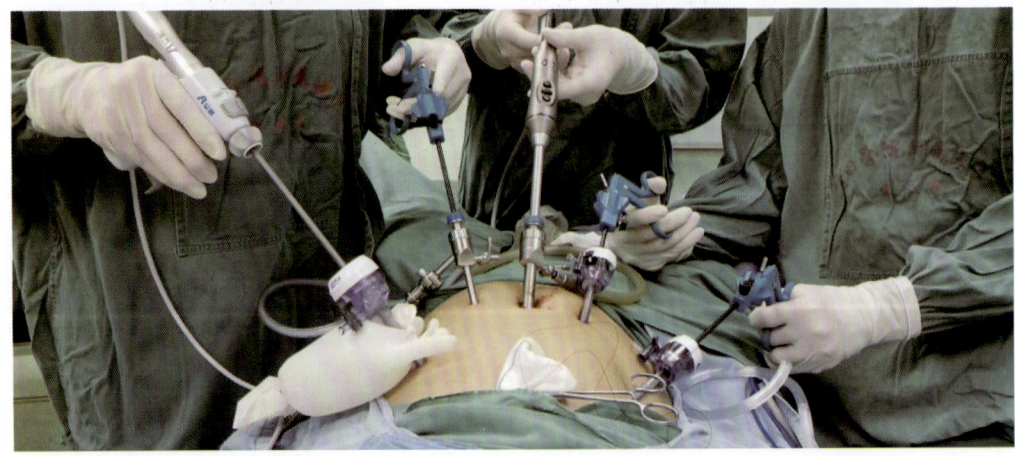

图 1-33　气腹的建立（主操作孔下固定一橡胶球，有利于主操作孔的稳定）

第二章　幽门下区淋巴结清扫："挑拨离间法"

第一节　概　　述

日本的篠原尚教授最早于1994年利用膜解剖的理念解读了传统的胃癌手术，揭开了胃的"膜解剖学"的序幕。2013年我国的龚建平教授进一步完善了膜解剖概念，提出包绕消化道的固有筋膜类似一个"信封"，消化道器官与其血供被"信封"共同包绕，其由固有筋膜构成，为外科解剖的"第三元素"。膜解剖不仅是层面解剖，也应包括系膜、系膜床及融合间隙的解剖。由此，胃系膜解剖理论指导手术逐步完善。

幽门下区是胃癌手术的第一个关键区域，此区走行着胃网膜右动静脉、幽门下血管、幽门上血管、胃十二指肠动静脉及胰十二指肠上前动静脉等多支重要血管。根据日本胃癌学会（Japanese Gastric Cancer Association，JGCA）的分期系统，第6组淋巴结位于幽门下区，具体包括：胃网膜右动脉根部到胃大弯胃网膜右动脉第一分支与胃网膜右静脉到胰十二指肠上前静脉汇合部之间的软组织，其解剖位置紧邻胃窦和幽门，是远端胃癌（胃下部癌）淋巴引流的主要路径之一。幽门下区（No.6）淋巴结转移率在胃癌患者中为10%～30%，具体取决于肿瘤位置和分期。远端胃癌（胃窦/幽门区癌）的转移率可达20%～30%；近端胃癌（胃体/贲门癌）的转移率小于10%。

笔者团队遵循胃癌膜解剖的理念来进行幽门下区的清扫，运用"挑拨离间法"，在胃网膜右系膜与横结肠系膜的交汇处找到"膜桥"，准确进入胃结肠融合筋膜间隙，完整剔除胃网膜右系膜，保持了"信封"的完整，有效地防止癌泄露，顺利完成了幽门下区淋巴结清扫，达到了真正胃癌D2根治+完整系膜切除（complete mesentery excision，CME）的效果。

第二节　大网膜切除

以横结肠大网膜的中间段为幽门下区淋巴结清扫手术起点，因为此处横结肠游离度最大，且血管最少。在助手的配合下，主刀可以获得良好的手术视野暴露（图2-1）。

手术图谱：图解"欢乐间隙法"腹腔镜胃癌根治术

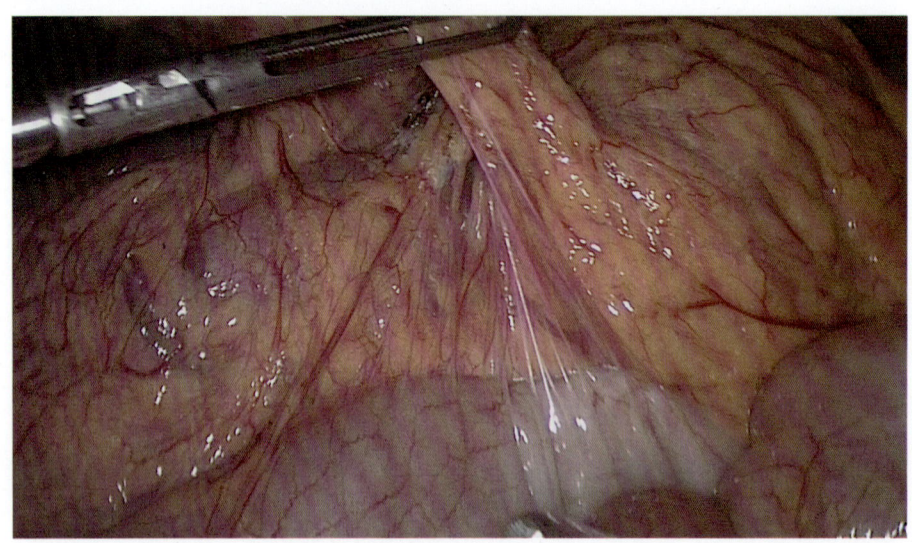

图 2-1 手术起点：横结肠大网膜中段

一、助手操作

第一步：一助先将大网膜全都缓慢轻拉至横结肠上方，完整显露出横结肠肠管，在此过程中尤其要注意脾曲处网膜，警惕"罪恶韧带"，防止网膜过分拉扯导致脾包膜出血。

第二步：一助使用胃钳和肠钳将横结肠上缘的大网膜垂直向上牵起并向两侧展平；术者左手以胃钳反向下牵横结肠，形成对牵，使大网膜"立起"并维持适度张力。在分离大网膜过程中，一助左、右无损伤钳前后交替更换网膜的提拉位点，始终使网膜保持一定张力的状态（图2-2、图2-3）。

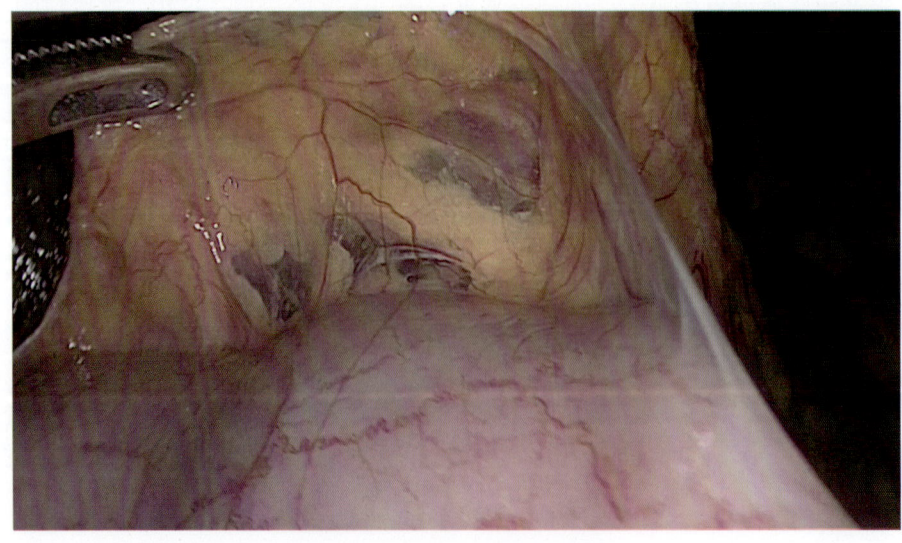

图 2-2 垂直向上提拉大网膜

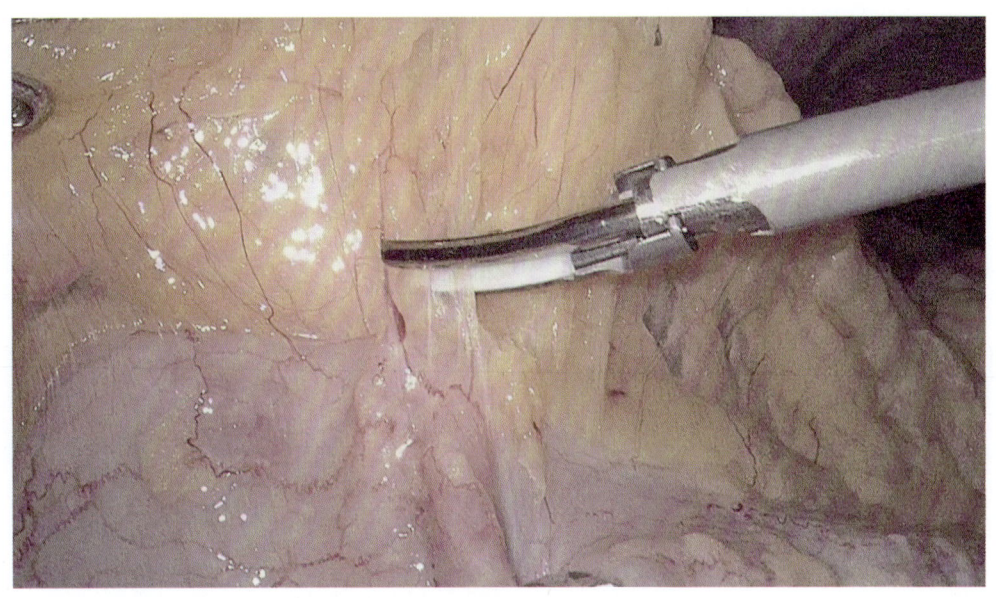

图 2-3　保持网膜处于"站立"状态

二、主刀操作

第一步：超声刀自横结肠上缘近中央处开始，于近横结肠肠管无血管区域，以"挑、拨"等钝性分离为主要手法，分别向左、右拓展间隙，完全打开胃结肠韧带。采用先向左分离至结肠脾曲，再向右分离至结肠肝曲的方法，分离大网膜横结肠附着缘，助手将离断后的大网膜全部移至胃底体部前方，以便更好地显露幽门下区的术野，以利于横结肠系膜前叶的分离和幽门下区域淋巴结的清扫（图2-4、图2-5）。

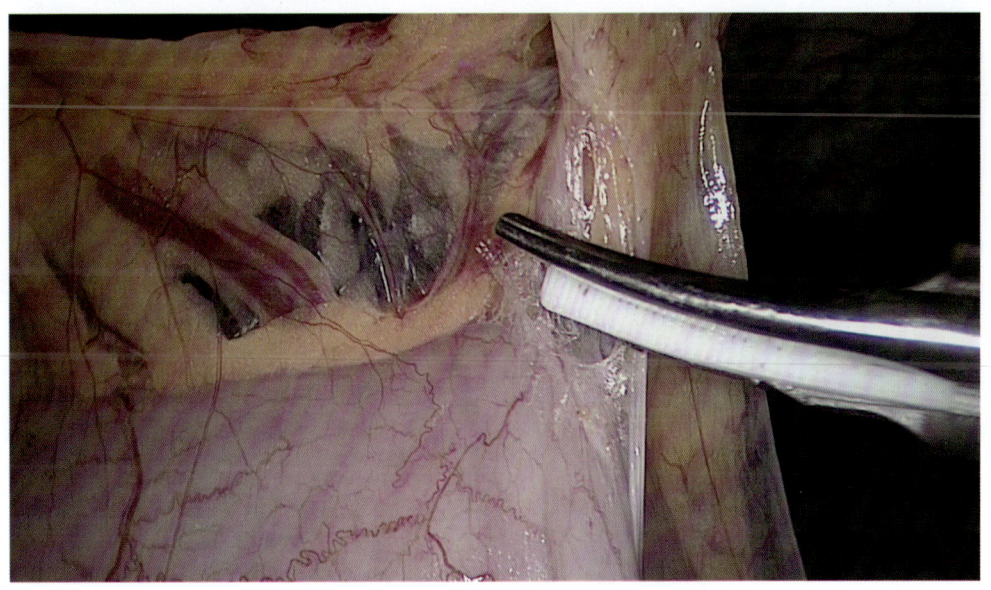

图 2-4　由横结肠无血管区域切开胃结肠韧带

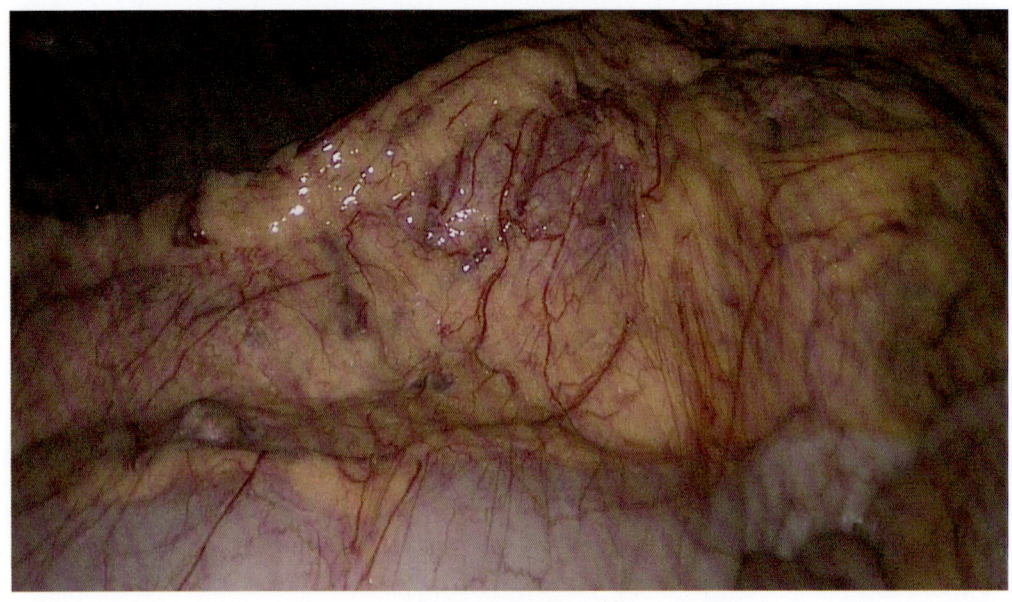

图 2-5　腔镜视野应将横结肠保持为水平位置

第二步：用超声刀或者电钩向左右两侧游离大网膜，在处理网膜血管时用超声刀慢档凝闭，警惕术后边缘血管出血（图2-6）。此处手术边界向右侧游离至结肠肝曲（图2-7），向左游离至结肠脾曲，需警惕"罪恶韧带"，避免撕扯导致脾出血（图2-8）。

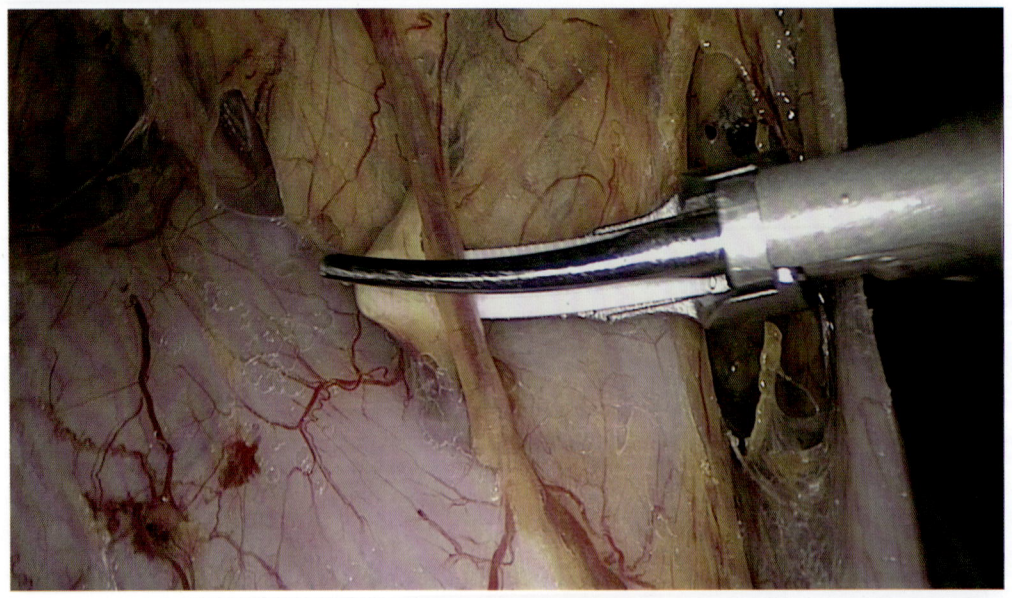

图 2-6　超声刀慢档凝闭网膜血管

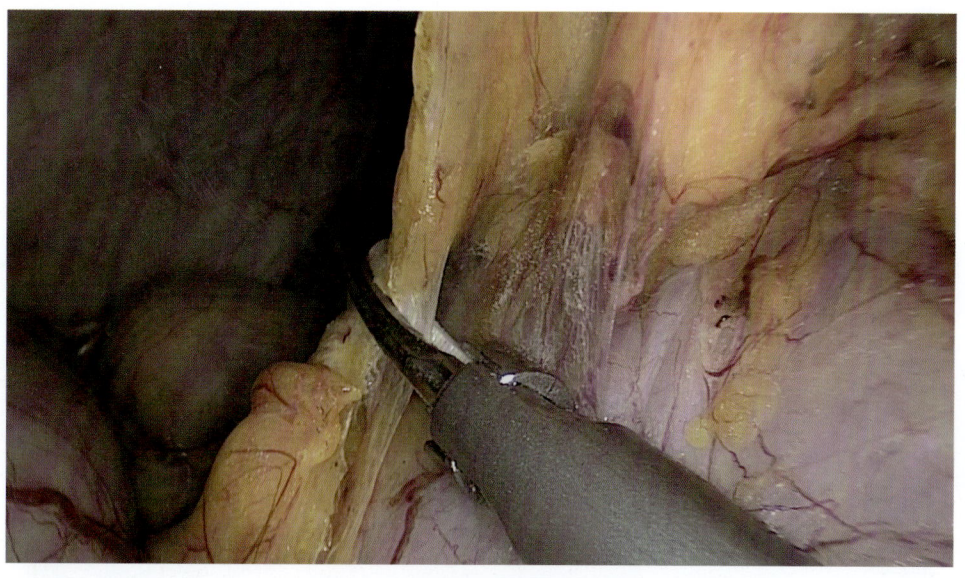

图 2-7　游离大网膜至结肠肝曲

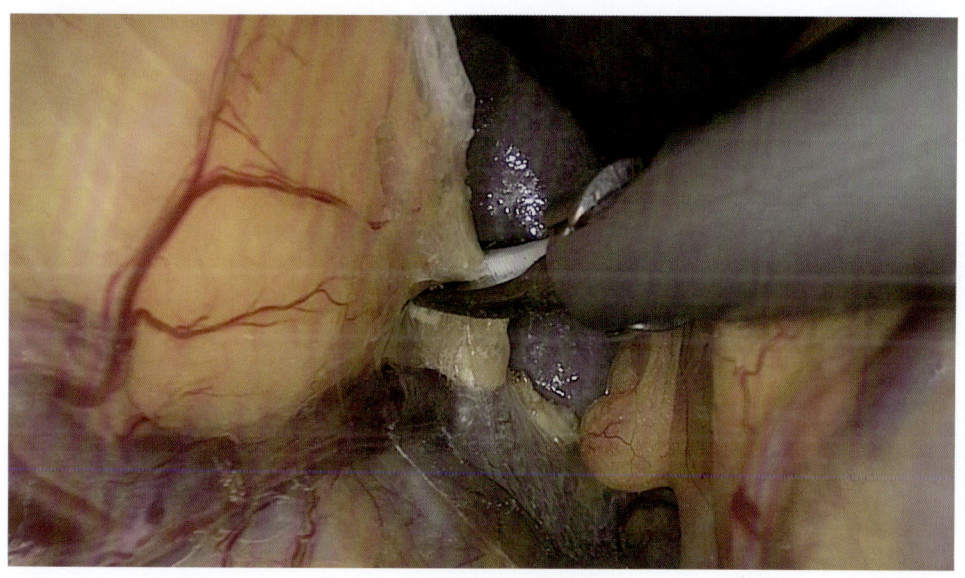

图 2-8　游离大网膜至结肠脾曲

第三节　横结肠系膜前叶剥离

横结肠系膜前叶剥离以横结肠上缘为起点，遵循胃癌膜解剖理念，辨识膜桥，准确进入胃结肠融合筋膜间隙。以"挑、拨"等钝性分离为主要手法，逐步推进，充分拓展胃结肠融合筋膜间隙，完整剥离横结肠系膜前叶。

一助分别用肠钳及胃钳向上向头侧提拉胃后壁及胃网膜右系膜，主刀左手钳向下牵拉横结肠系膜，逐步解剖显露胃结肠融合间隙，在剥离结肠系膜前叶过程中，主刀可用超声刀及无损伤抓钳沿间隙内疏松结缔组织向上、向下轻"挑"轻"拨"，打开前进道路（图2-9、图2-10、图2-11）。

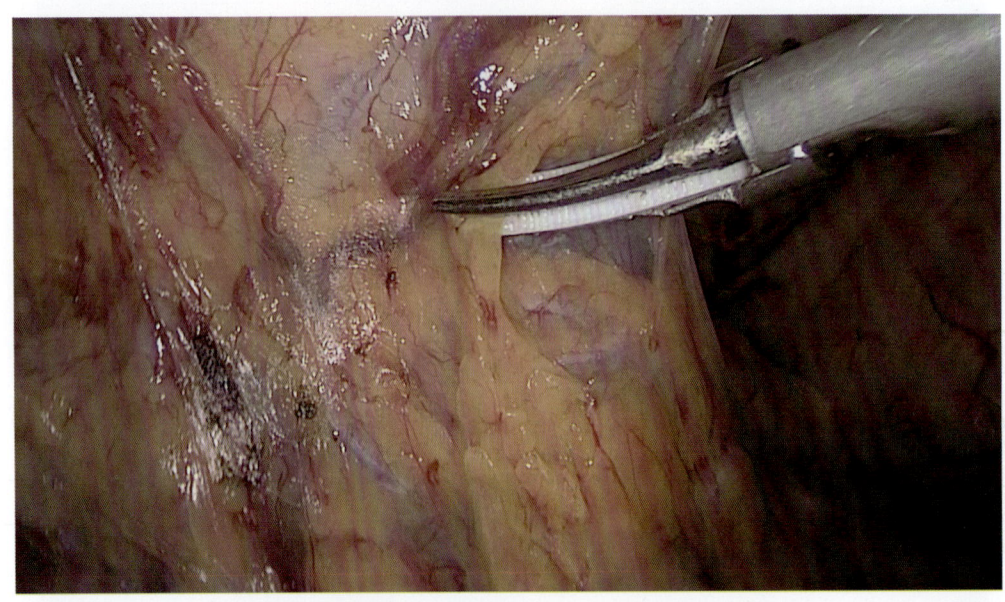

图2-9　使用超声刀"挑"的手法剥离横结肠系膜前叶

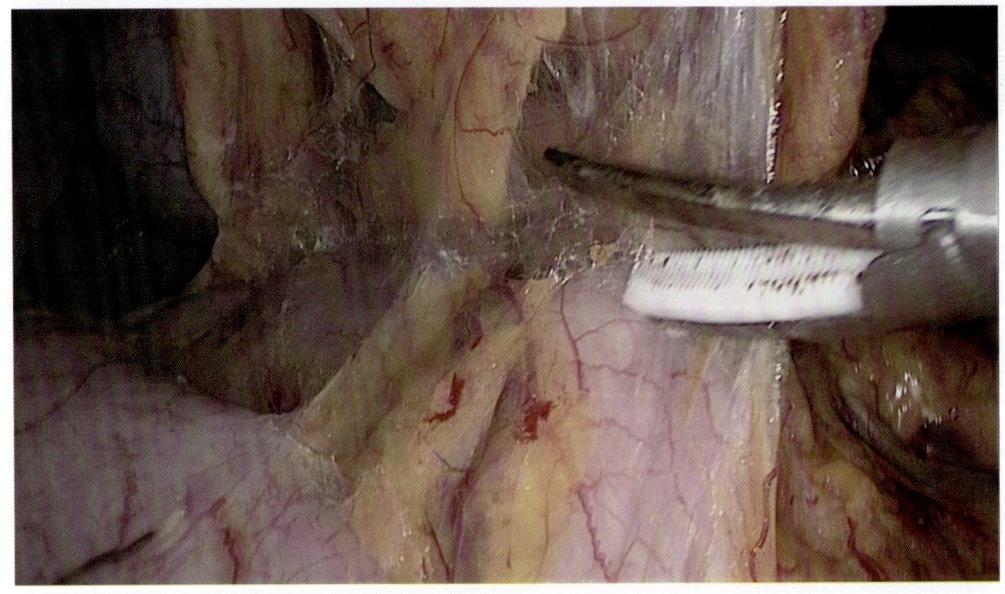

图2-10　使用超声刀"拨"的手法剥离横结肠系膜前叶

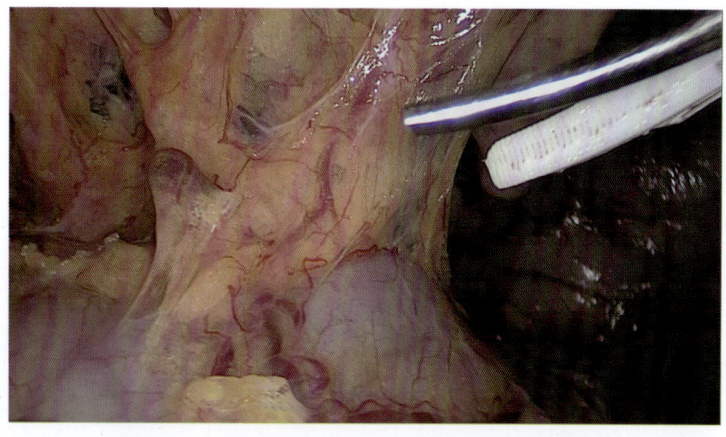

图 2-11　助手需提供良好的张力以避免肠管损伤

此步操作，助手需持续保持胃后壁向头侧并稍向左侧牵拉的状态，主刀使用超声刀以"挑拨离间"的手法逐渐显露胃结肠融合筋膜间隙，并由此打开间隙进行后续血管显露及淋巴结清扫（图 2-12、图 2-13、图 2-14）。

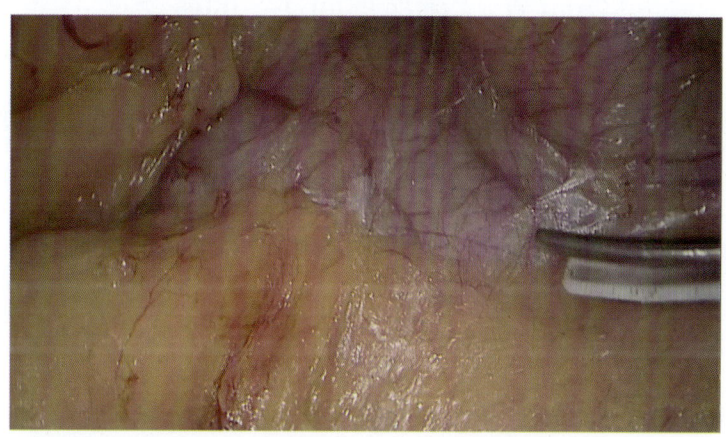

图 2-12　显露胃后壁横结肠系膜结合处

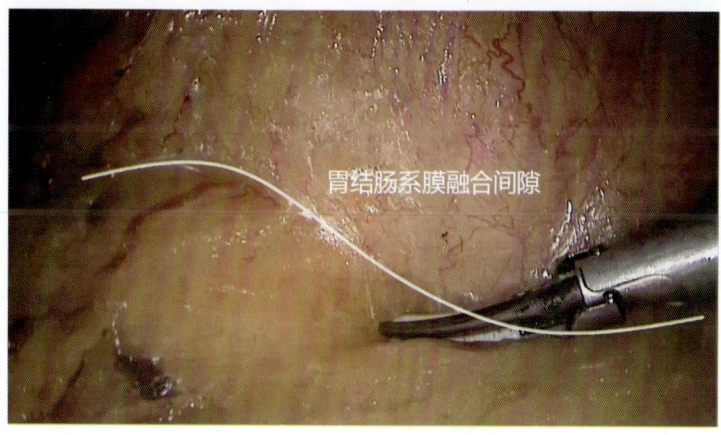

图 2-13　显露胃结肠融合筋膜间隙（1）

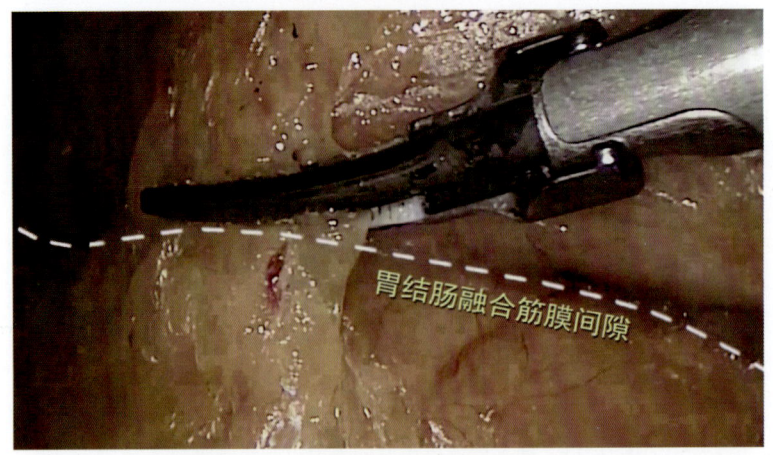

图 2-14　显露胃结肠融合筋膜间隙（2）

第四节　"挑拨离间法"的概念

"挑拨离间法"即在助手的配合下，主刀使用无损伤钳及超声刀牵拉组织形成有效张力，再运用超声刀向各个方向"挑""拨"等钝性分离手法，准确进入胃结肠融合筋膜间隙，完整分离系膜与系膜床，保持胃背系膜与横结肠系膜完整，游离膜间隙并暴露分离各支血管。

一、"挑拨离间法"中"挑"的手法

主刀使用超声刀以适宜的力度将组织挑起，充分显露解剖间隙，可获得良好的暴露并能安全地离断血管和组织（图2-15、图2-16、图2-17）。

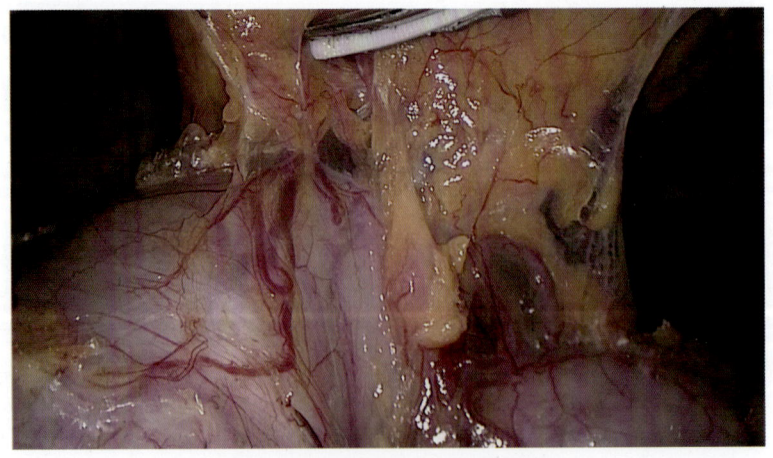

图 2-15　使用超声刀挑起大网膜

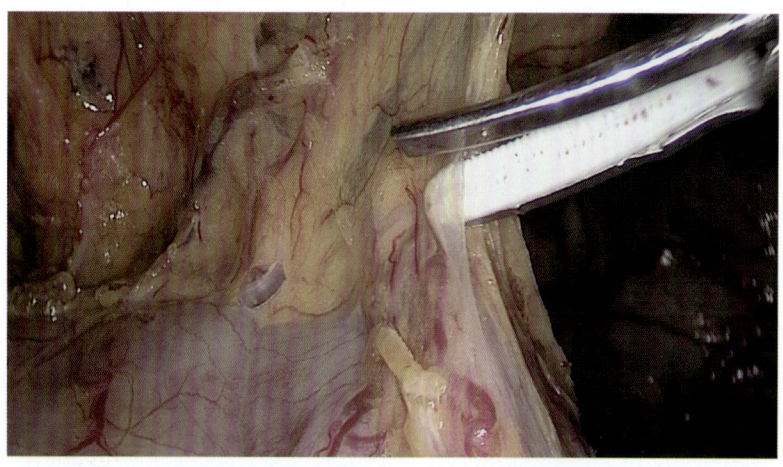

图 2-16 用"挑"的手法分离边缘血管

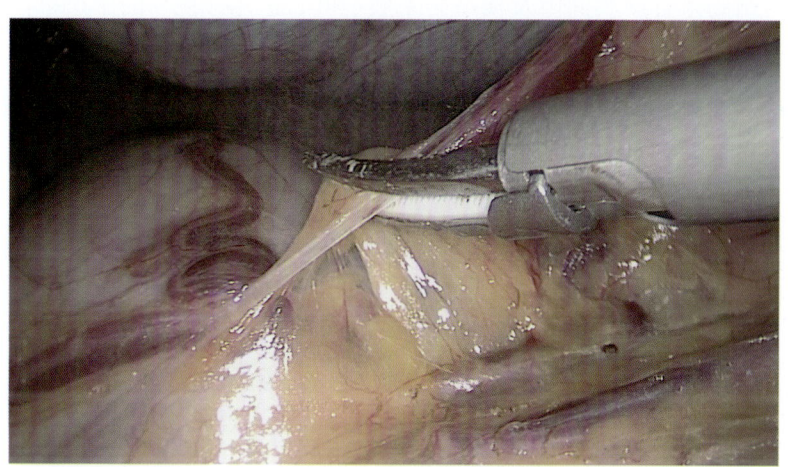

图 2-17 使用"挑"的手法游离横结肠系膜前叶

进入胃结肠融合筋膜,使用"挑"的手法提供张力(图 2-18、图 2-19)。

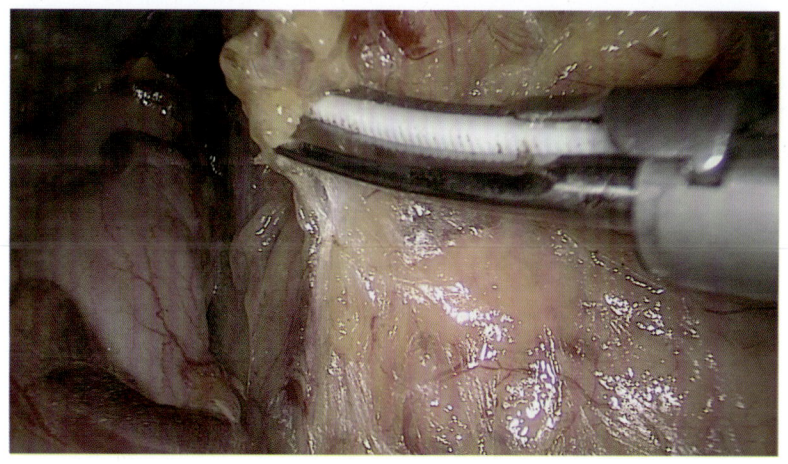

图 2-18 用"挑"的手法游离胃网膜右系膜左侧部分

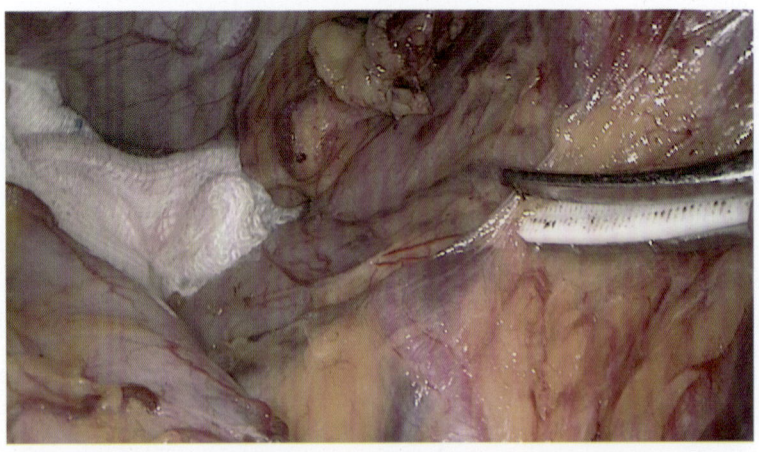

图 2-19 用"挑"的手法游离胃网膜右系膜右侧部分

分离胃结肠融合筋膜间隙及横结肠系膜前叶，运用"挑"的手法可以避免横结肠损伤（图 2-20、图 2-21）。

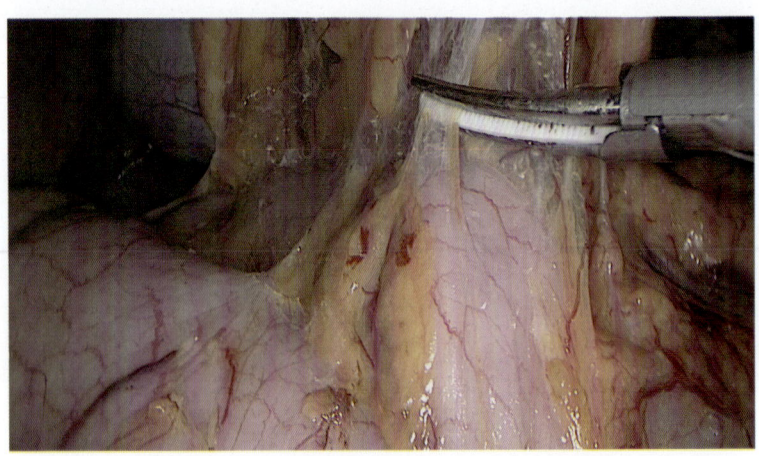

图 2-20 用"挑"的手法游离横结肠系膜前叶

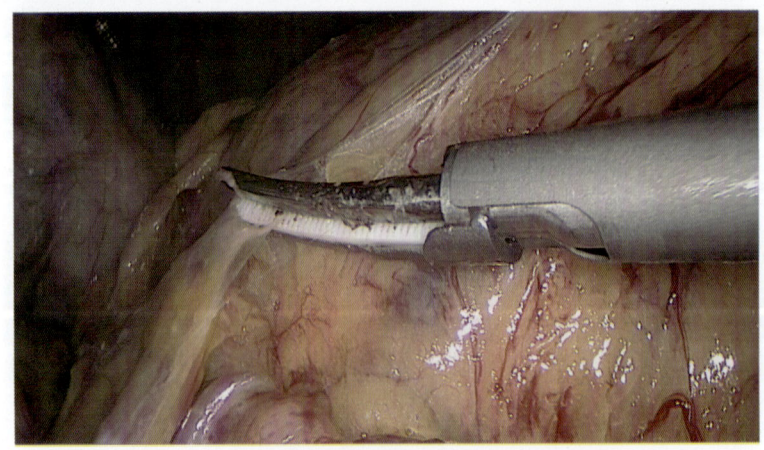

图 2-21 用"挑"的手法游离胃结肠融合筋膜间隙

二、"挑拨离间法"中的"拨"的手法

主刀用超声刀或者左手钳将组织向上向下拨,通过器械的相互牵拉以获得良好的张力,使得组织间隙显露更加彻底(图2-22)。

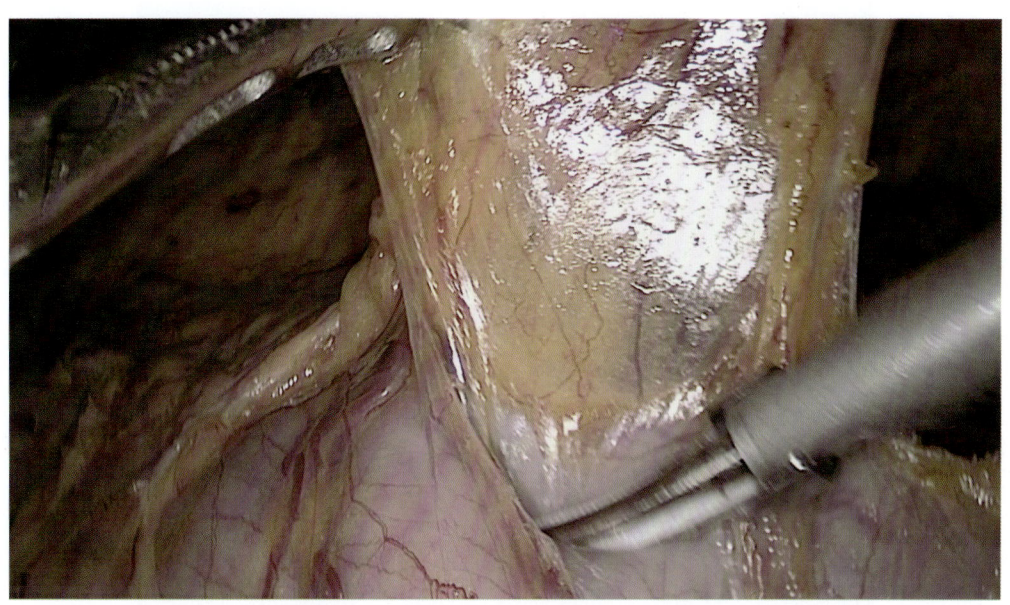

图 2-22　超声刀头下拨横结肠,显露间隙

切除大网膜及游离横结肠系膜前叶,使用"拨"的手法能更好地保护横结肠(图2-23、图2-24、图2-25)。

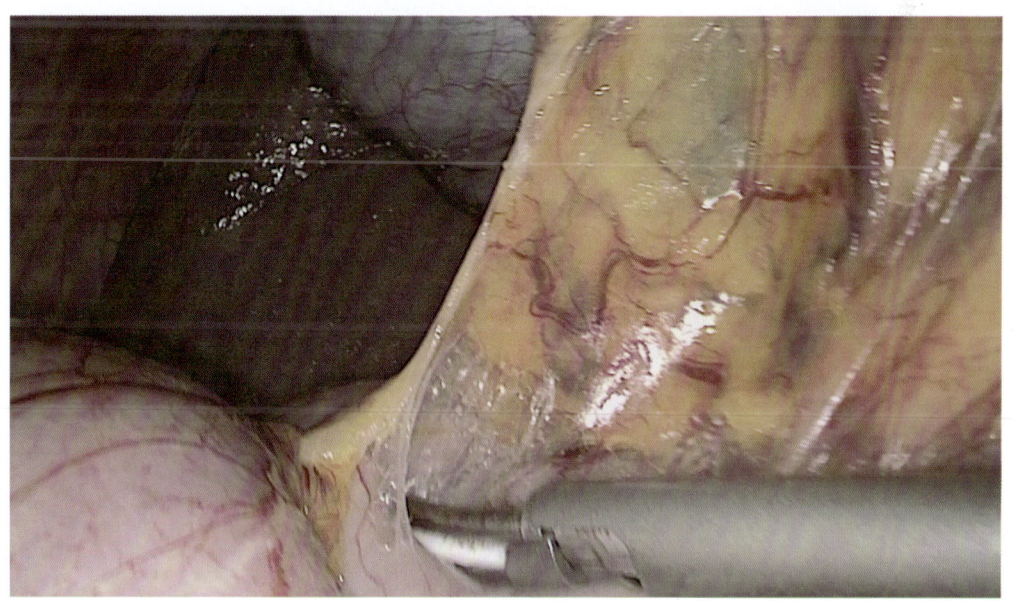

图 2-23　使用"拨"的手法游离大网膜

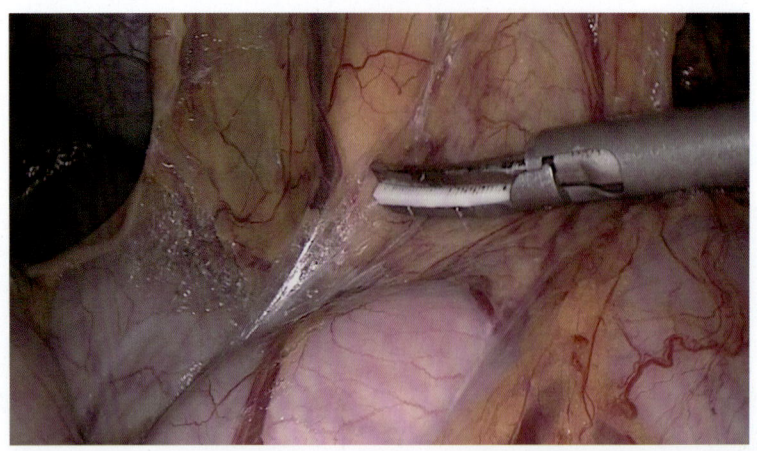

图 2-24　使用"挑、拨"结合手法游离胃结肠融合间隙

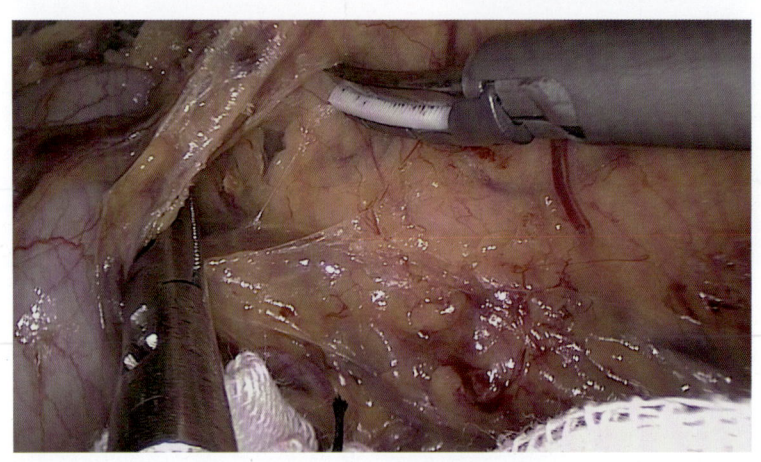

图 2-25　分离胃结肠融合间隙

分离胃结肠融合筋膜间隙，运用"挑拨离间法"进行间隙的拓展与暴露（图 2-26、图 2-27、图 2-28）。

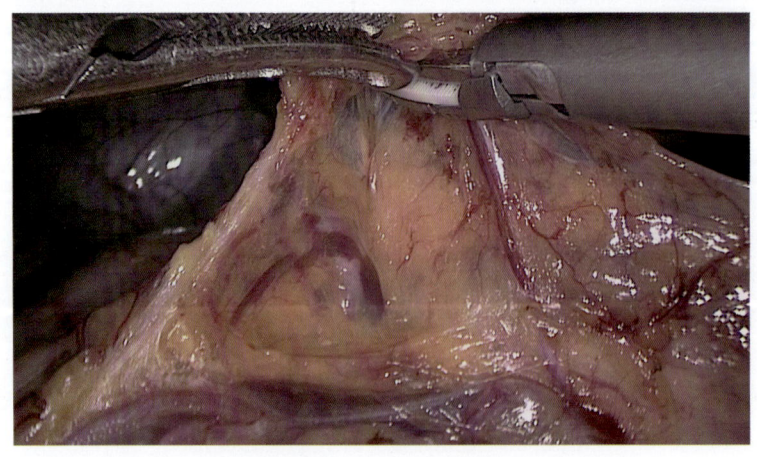

图 2-26　"挑拨离间法"用于分离胃结肠融合筋膜间隙

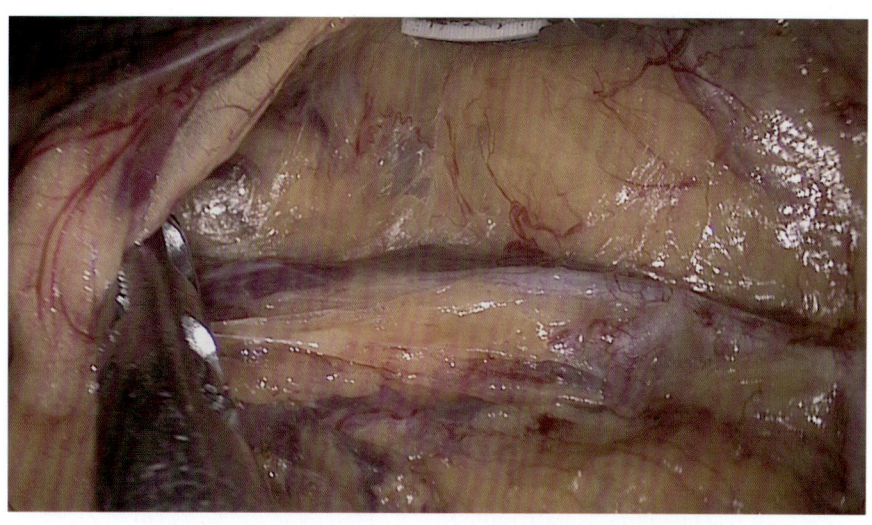

图 2-27 "挑拨离间法"用于拓展胃结肠融合筋膜间隙

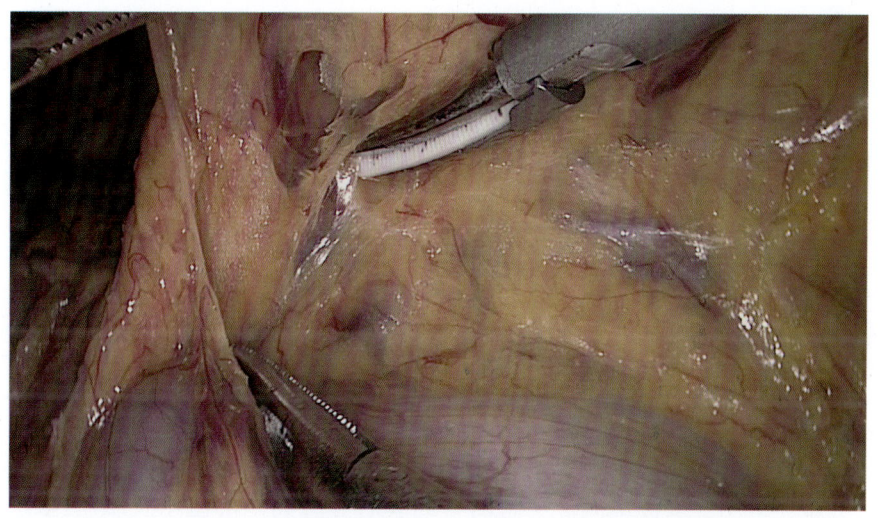

图 2-28 "挑拨离间法"用于拓展胃结肠融合筋膜间隙

第五节 幽门下区血管离断及 No.6 组淋巴结清扫

选取幽门下区 - 胰腺上缘为手术入路起始,解剖显露出胃十二指肠动脉,因为此处血管的解剖位置较为恒定,且处于解剖中心位置便于向四周拓展。

第一步:助手左手持钳向上提起胃网膜右血管及胃窦后壁,右手持钳协助提起血管旁脂肪组织,将"面"展平,提供持续良好的张力,协助主刀行血管裸化及离断血管。主刀左手持钳轻压胰腺上缘,右手持超声刀切开横结肠系膜前叶,游离显露胃十二指肠动脉,沿十二指肠动脉逐渐向胃网膜右血管区行进(图 2-29)。

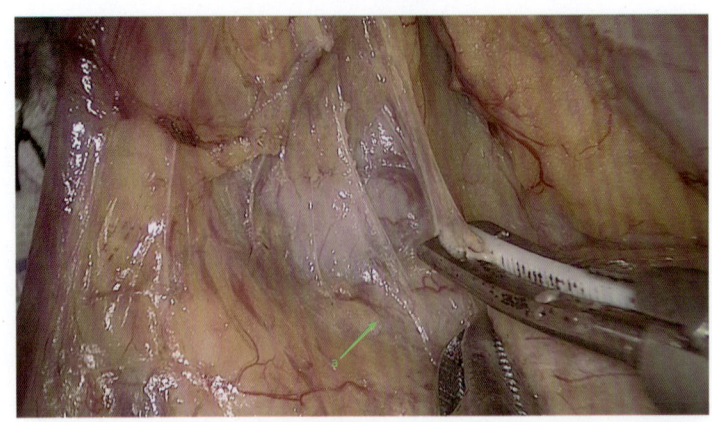

图 2-29　游离显露胃十二指肠动脉（a）

第二步：解剖胃网膜右系膜左侧部分，向右游离至胃网膜右静脉左侧，进行此步操作时应注意慢档凝闭胰腺表面小支血管，并避免损伤到胰腺（图 2-30）。

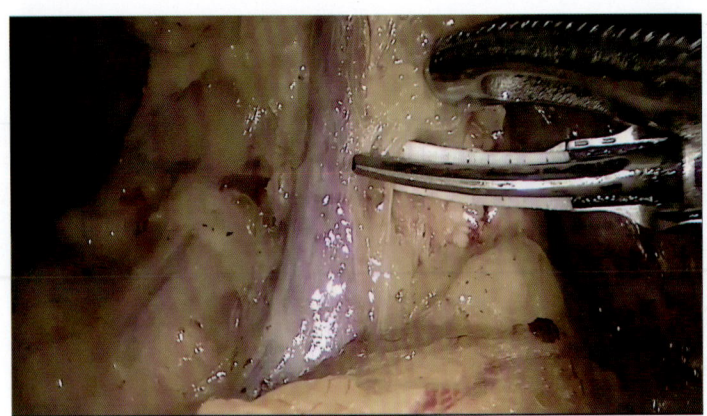

图 2-30　解剖胃网膜右系膜左侧部分

第三步：运用"挑拨离间法"游离胃网膜右静脉周围淋巴结及脂肪组织，此时助手可以运用胃钳一起协助上提胃网膜右系膜，提供良好的张力（图 2-31）。

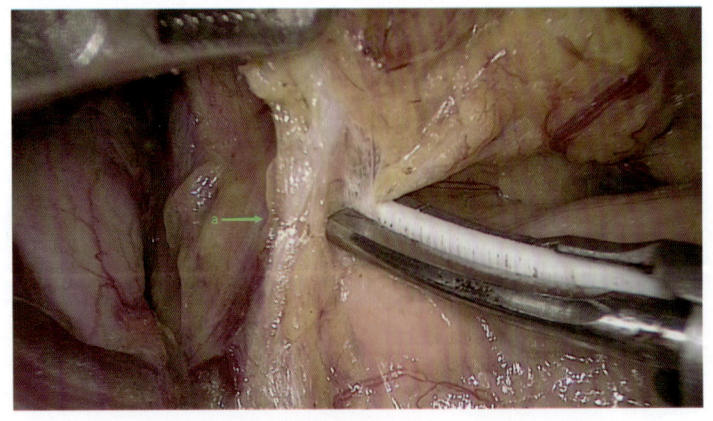

图 2-31　游离胃网膜右静脉（a）周围脂肪组织

第四步：游离胃网膜右系膜右侧部分，完整显露胃网膜右静脉及胰十二指肠上前静脉，操作时应避免损伤后方的十二指肠（图2-32、图2-33）。

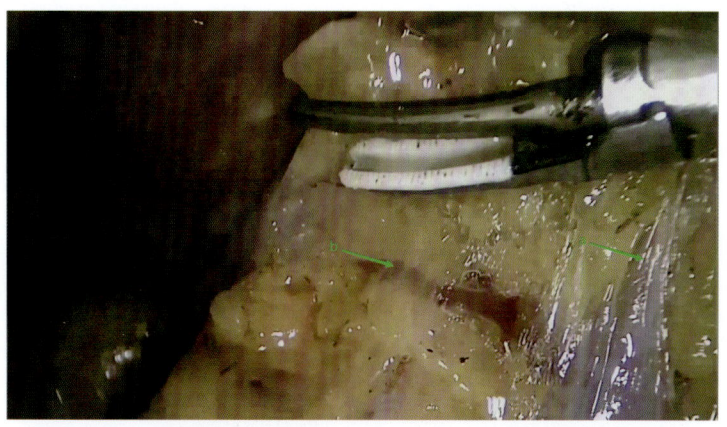

图 2-32　显露胃网膜右静脉（a）、胰十二指肠上前静脉（b）

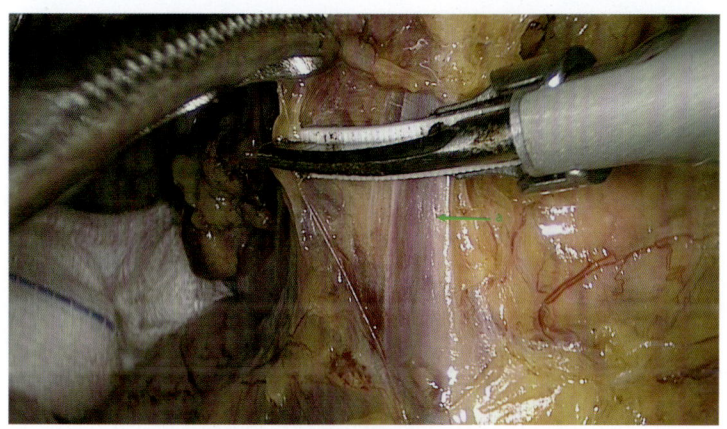

图 2-33　显露胃网膜右静脉（a）

第五步：使用钛夹及 Hem-o-lok 血管夹结扎、离断胃网膜右静脉（图2-34）。

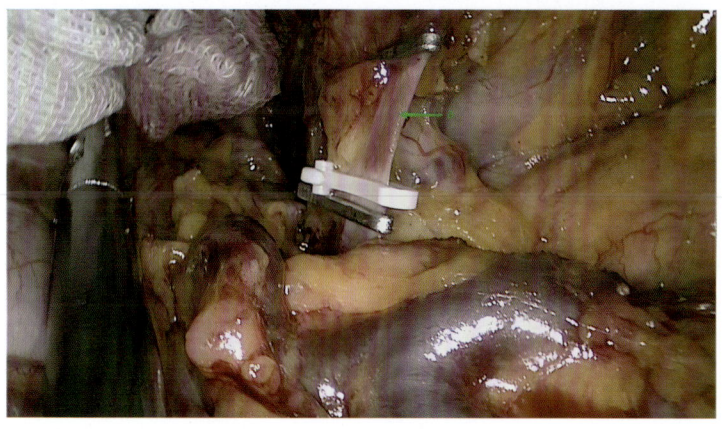

图 2-34　离断胃网膜右静脉（a）

第六步：游离显露出胃网膜右动脉，在胃十二指肠动脉发出胰十二指肠上动脉处结扎离断胃网膜右动脉，清扫血管旁淋巴结（图2-35、图2-36）。

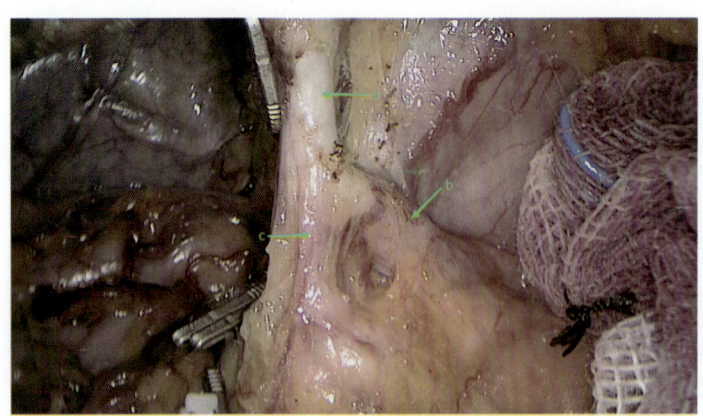

图2-35　胃网膜右动脉（a）、胃十二指肠动脉（b）、胰十二指肠上动脉（c）

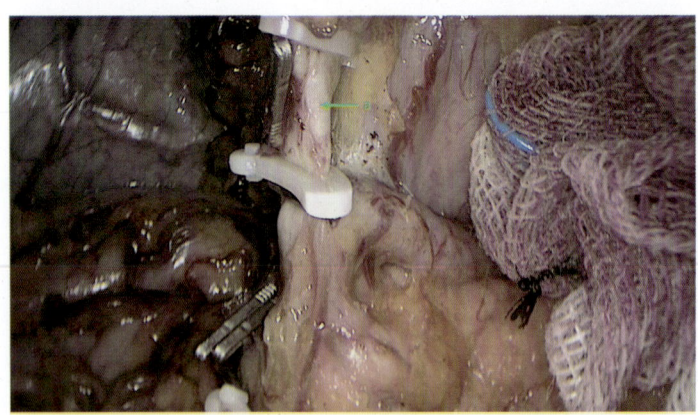

图2-36　用Hem-o-lok结扎离断胃网膜右动脉（a）

第七步：离断幽门下动脉、裸化十二指肠后壁及外侧壁，完整切除幽门下区淋巴、脂肪组织，完成No.6组淋巴结清扫（图2-37至图2-40）。

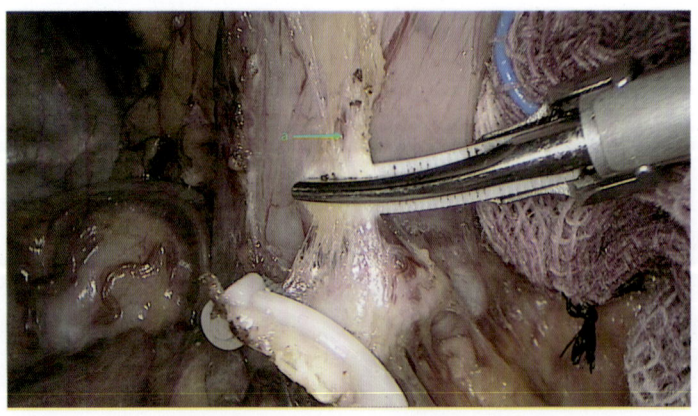

图2-37　离断幽门下动脉（a）

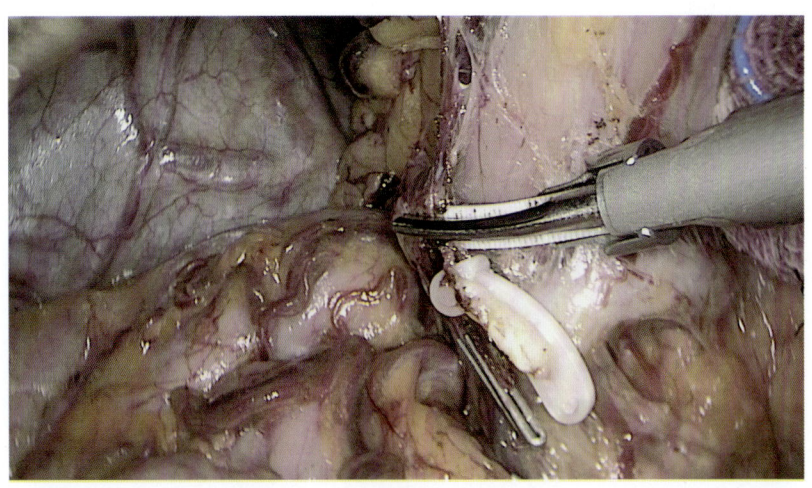

图 2-38　游离裸化十二指肠后壁

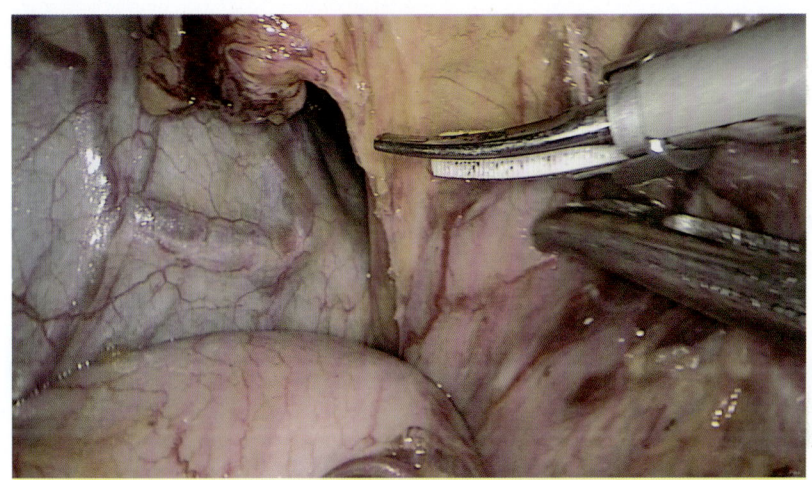

图 2-39　向右侧游离裸化十二指肠外侧壁

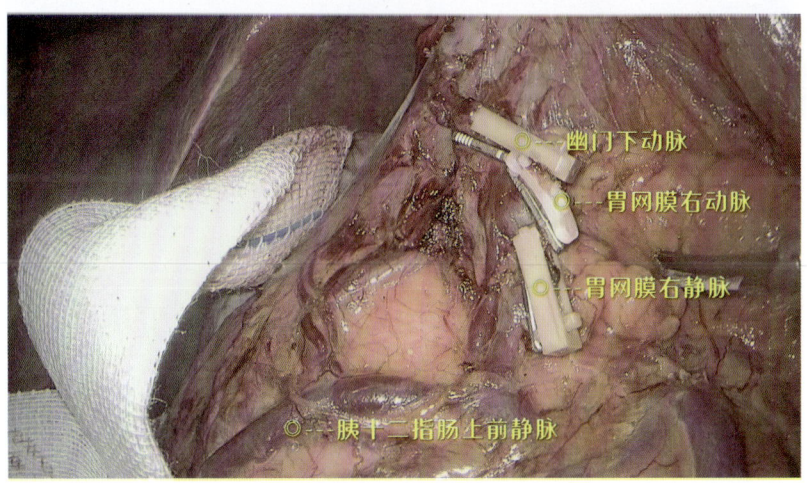

图 2-40　幽门下区淋巴结清扫后展示

第八步：游离拓展幽门下区，运用"帐篷法"清扫腹腔镜干右侧区，解剖离断胃右动脉（图2-41、图2-42）。

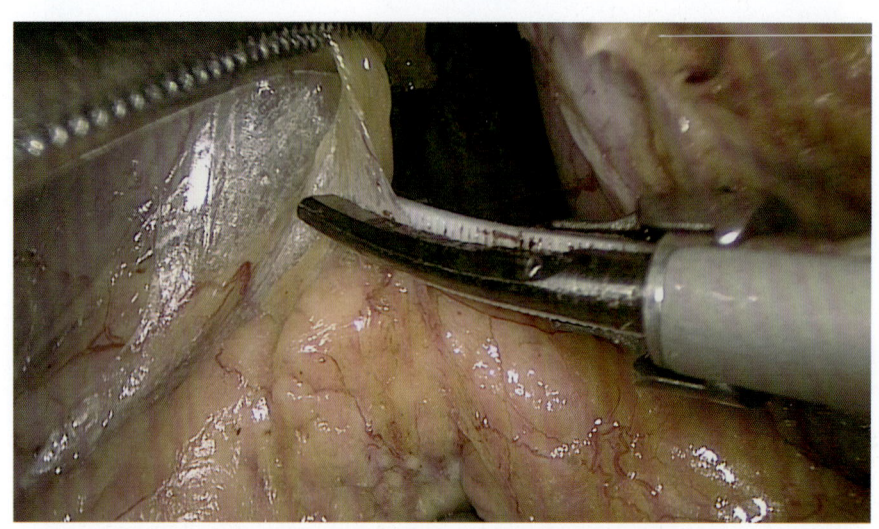

图2-41　运用"帐篷法"清扫腹腔镜干右侧区

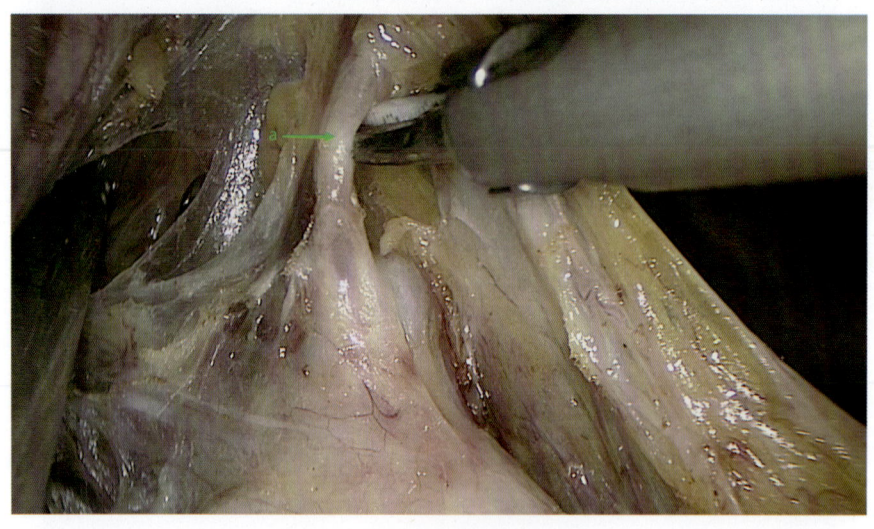

图2-42　显露胃右动脉（a）

第六节　电钩在幽门下区淋巴结清扫中的应用

电钩尖端设计精细，在深部或狭窄区域（如胃后壁、小网膜囊）的操控性优势明显，有助于实现分层解剖。电钩通过高频电流实现组织切割和血管凝固，显著减少术中出血，尤其适用于淋巴结清扫和胃周组织分离，其可控的电流强度可减少对周围神经、血管及邻近器官（如胰腺、胆总管）的损伤，降低术后并发症。

应用电钩更加"锐利"的特点，可以更大程度上保持胃系膜的完整性和延续性，更加符合胃癌膜解剖的理念，使术中解剖更加精细，减少了术中出血，同时电钩在处理无血管间隙时，电钩相对超声刀会更加精准快捷，但电钩也对主刀及助手的暴露配合有一定的要求。

（1）切除大网膜，助手提供了良好的张力及暴露后，电钩能够较为精准且快捷地推进（图2-43）。

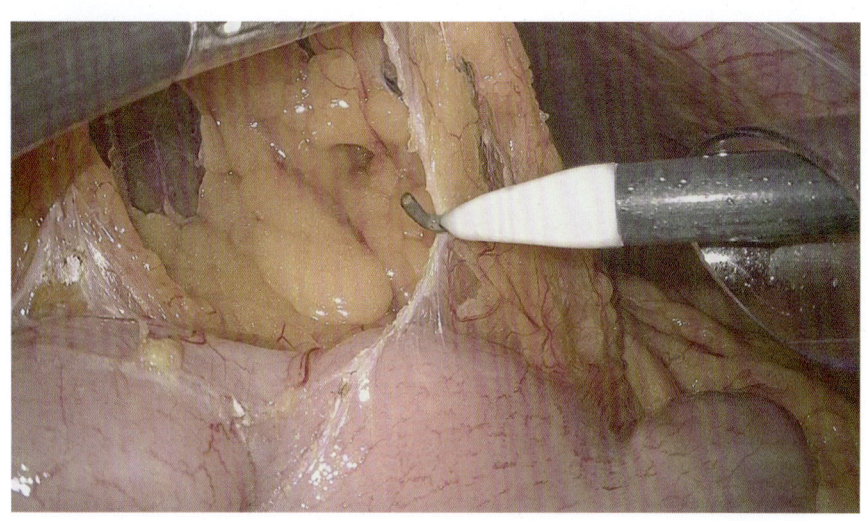

图2-43　运用电钩切除大网膜

（2）游离横结肠系膜前叶及分离胰腺被膜，助手上提胃窦后壁或胰腺被膜，主刀左手下压胰腺表面或者向下牵拉胰腺被膜，右手持电钩分离操作，通常运用电钩的钩背进行游离，能较好地保留胃网膜右系膜完整，并便于胰腺出血点控制（图2-44、图2-45）。

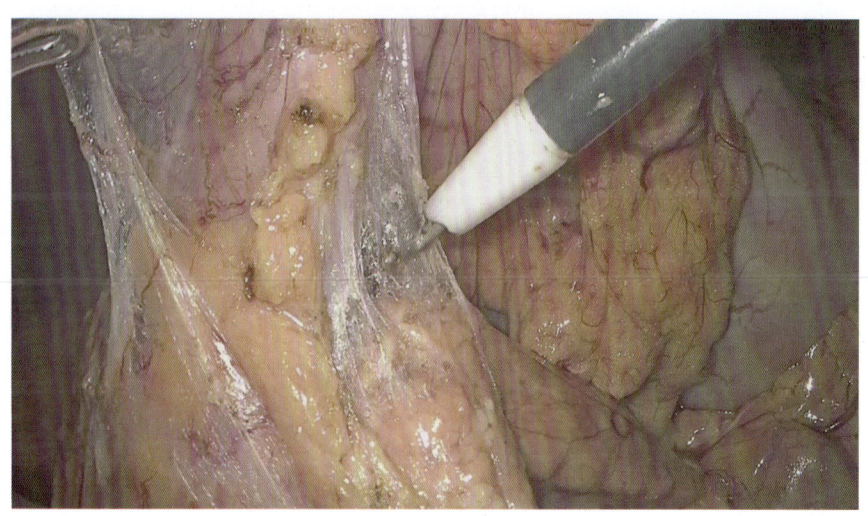

图2-44　使用电钩游离胰腺被膜

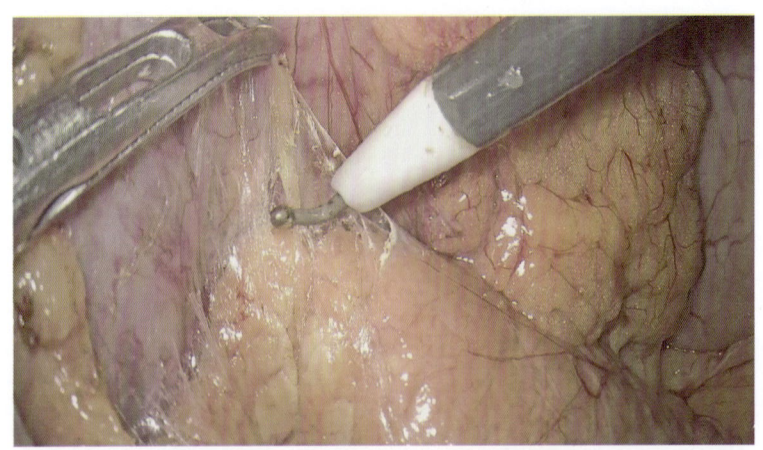

图 2-45 使用电钩钩背游离胰腺被膜

（3）进行胃网膜右系膜切除，电钩能够更加精准地辨识膜桥，保持胃系膜完整，准确进入并游离胃结肠融合筋膜间隙（图 2-46、图 2-47、图 2-48、图 2-49）。

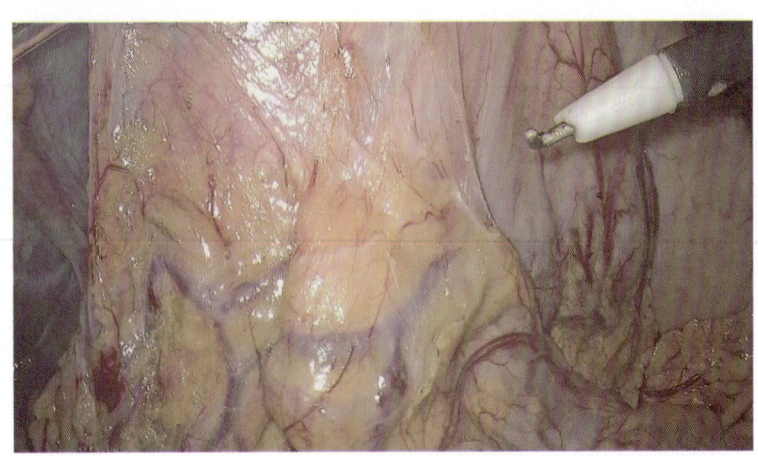

图 2-46 使用电钩分离横结肠系膜前叶

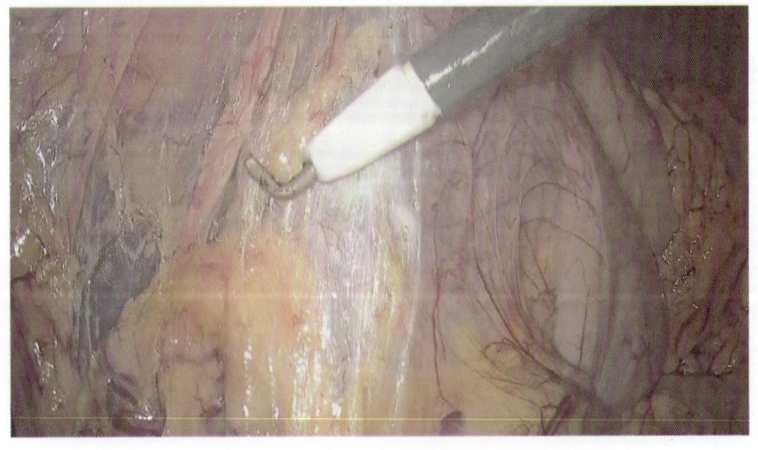

图 2-47 使用电钩游离胃结肠融合筋膜间隙（1）

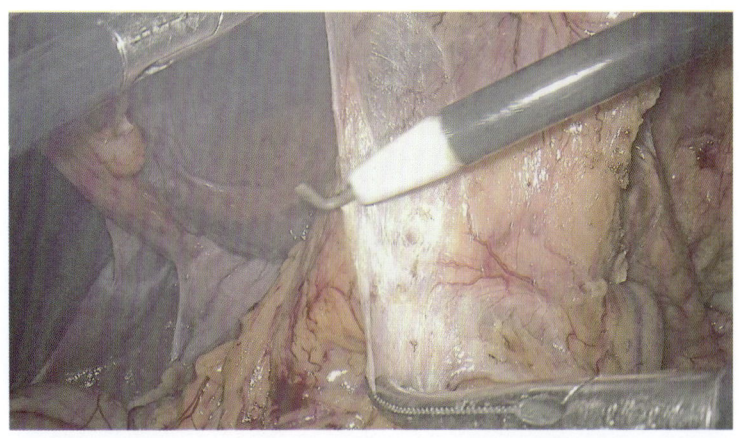

图 2-48　使用电钩游离胃结肠融合筋膜间隙（2）

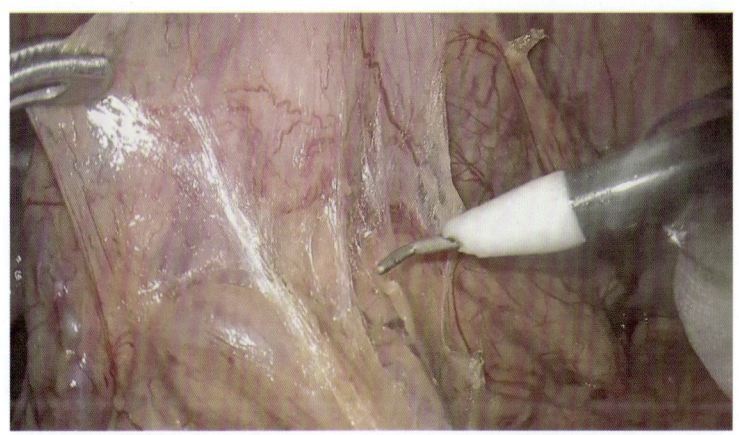

图 2-49　使用电钩游离胃结肠融合筋膜间隙（3）

（4）运用电钩游离胃网膜右血管，主刀左手持胃钳轻提血管旁组织，右手持电钩进行游离，通常可使用电钩将组织"钩"出离断，避免血管损伤（图 2-50、图 2-51、图 2-52）。

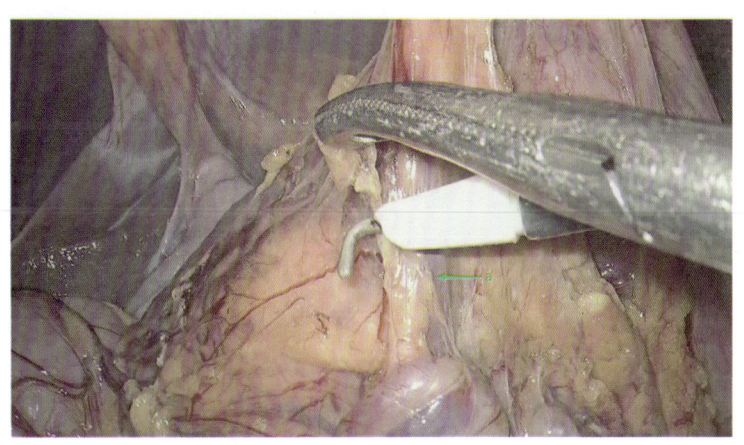

图 2-50　游离胃网膜右静脉（a）

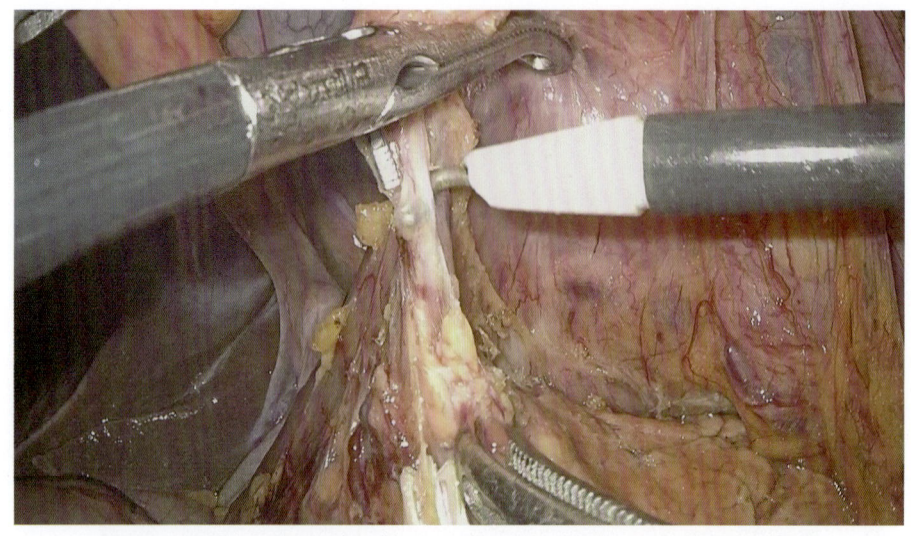

图 2-51　使用电钩裸化血管

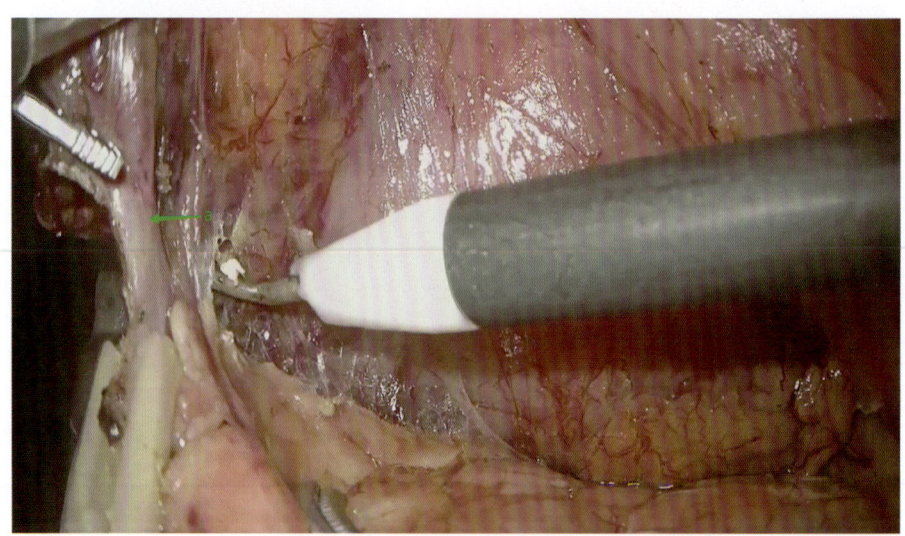

图 2-52　游离胃网膜右动脉（a）

第七节　"挑拨离间法"的优点

　　腹腔镜下胃癌幽门下区清扫采用"挑拨离间法"可提供更好的张力与暴露，精准进入相应解剖间隙。此方法能够有效保持胃系膜与横结肠系膜在分离过程中的光滑与完整性，提高淋巴结清扫的精准性与彻底性，实现肿瘤与淋巴结的整块切除，避免因手术操作导致的癌细胞播散，同时降低了术中出血风险，从而使手术操作更为安全、高效。

参考文献

[1]〔日〕篠原尚,水野惠文,牧野尚彦. 图解外科手术：从膜的解剖解读术式要点[M]. 刘金钢, 主译. 沈阳：辽宁科学技术出版社, 2013.

[2] 龚建平. 胃癌第五转移与第三根治原则[J]. 中华胃肠外科杂志, 2013 (2): 109-110.

[3] 龚建平. 从"膜解剖"和"第五转移"看胃癌根治术的规范化实施[J]. 中华胃肠外科杂志, 2015, 18 (2): 121-122.

[4] HARUTA S, SHINOHARA H, UENO M, et al. Anatomical considerations of the infrapyloric artery and its associated lymph nodes during laparoscopic gastric cancer surgery[J]. Gastric Cancer, 2015, 18 (4): 876-880.

[5] ZHENG C Y, DONG Z Y, QIU X T, et al. Laparoscopic perigastric mesogastrium excision technique for radical total astrectomy[J]. Videosurgery Miniinv, 2019, 14 (2): 229-236.

[6] ZHENG C Y, DONG Z Y, ZHENG L Z, et al. Laparoscopic D2 plus complete mesogastrium excision using the "enjoyable space" approach versus conventional D2 total gastrectomy for local advanced gastric cancer: short-term outcomes[J]. Videosurgery Miniinv, 2020, 15 (1): 58-69.

[7] QIU X T, ZHENG C Y, LIANG Y L, et al. Lin W. Totally laparoscopic total gastrectomy using the "enjoyable space" approach coupled with self-pulling and latter transection reconstruction versus laparoscopic-assisted total gastrectomy for upper gastric cancer: short-term outcomes[J]. Wideochir Inne Tech Maloinwazyjne, 2022, 17 (2): 352-364.

视频：超声刀–挑拨离间法

视频：电钩–幽门下区

第三章　腹腔干右侧区淋巴结清扫："帐篷法"

第一节　概　述

胃癌 D2 根治术是东西方国家公认的胃癌标准根治术式，但是，其术后局部复发率和 5 年生存率仍不是很理想，有研究显示，对于 $T_{2-3}N_0M_0$ 的胃癌患者，尽管没有淋巴结的转移，其术后 5 年的复发率仍可达到约 40%，这是无法用胃周围淋巴结清扫不彻底或者不规范来解释的。在外科解剖的第一元素——器官或组织及第二元素——器官和组织的血供的基础上，华中科技大学附属同济医院龚建平教授提出了第三元素，即包绕器官、组织及其血供的筋膜和浆膜（信封样结构），第三元素为"膜解剖"的理论基础。其发现外科解剖第三元素的破坏会导致系膜内的肿瘤播散在"信封"里，称之为"第五转移"，这可以解释为何 D2 根治术的术后复发转移率仍较高。然而，因供应胃的血管较多，导致胃系膜被分为：胃网膜左系膜、胃网膜右系膜、胃后系膜、胃左系膜、胃右系膜和胃短系膜。在施行胃癌手术时无法将胃系膜一次性切除，只能对其进行分区域分离。

腹腔干周围的淋巴结清扫是胃癌手术的核心和难点之一，对于腹腔干右侧区的淋巴结清扫，笔者团队根据腹腔干右侧区的解剖特点提出了"帐篷法"的清扫方式。即通过助手对肝十二指肠韧带挑起暴露，先保留胃左动脉和十二指肠作为提拉支撑，在腹腔干右侧形成一个"帐篷"样结构，从而可更加清晰解剖出"胃右动脉""肝总动脉""门静脉"，进一步彻底清扫 No.5、No.12a、No.8 淋巴结。腹腔干右侧区，胰腺高突、空间狭小，难以形成有效的牵拉暴露，容易造成血管和胆管损伤，而"帐篷法"可形成有效的牵拉对抗，既保证了膜的完整性和延续性，也提高了手术的安全性。"帐篷法"的优势在于先不离断十二指肠，通过助手的"挑""拉"动作，在腹腔干右侧区域形成一个有张力的空间，主刀在清扫的过程中，助手可逐渐增加挑起的力量，将清扫下来的淋巴结一并挑起，使得随着手术的进行，该空间越来越大，血管也随着淋巴的清扫而清晰暴露出来，避免了由于血管变异导致血管的误伤而增加手术时间。

第二节　腹腔干右侧区的解剖

腹腔干右侧区的血供主要源于腹腔动脉的分支，主要包括胃左动脉、肝总动脉、胃十二指肠动脉、肝固有动脉、胃右动脉及其分支血管。

根据《格氏解剖学》，肝总动脉缺如是指缺乏直接起源于腹腔干的肝总动脉。替代性肝动脉的解剖，将肝总动脉缺如分为以下6型。

Ⅰ型：替代性肝总动脉起源于肠系膜上动脉，走行于胰腺后方。

Ⅱ型：替代性肝总动脉起源于肠系膜上动脉，绕行于胰头前方。

Ⅲ型：替代性肝总动脉起源于腹主动脉，走行于门静脉前方。

Ⅳ型：替代性肝左动脉起源于胃左动脉，替代性肝右动脉起源于肠系膜上动脉。

Ⅴ型：替代性肝左动脉起源于胃左动脉，替代性肝右动脉起源于腹腔干。

Ⅵ型：替代性肝左动脉起源于变异的胃十二指肠动脉，替代性肝右动脉起源于肠系膜上动脉。

第三节　"帐篷法"的概念

一、"帐篷法"的位置及解剖标志

"帐篷法"即腹腔干右侧区胃右系膜的左右间隙，位于胃腹系膜与胃背系膜之间的筋膜间隙，是一个潜在的、可拓展、可重复的解剖间隙。

"帐篷法"的解剖标志包括一个入口、一个顶点、两条边界：

（1）入口：幽门上区入口处（图3-1、图3-2）。

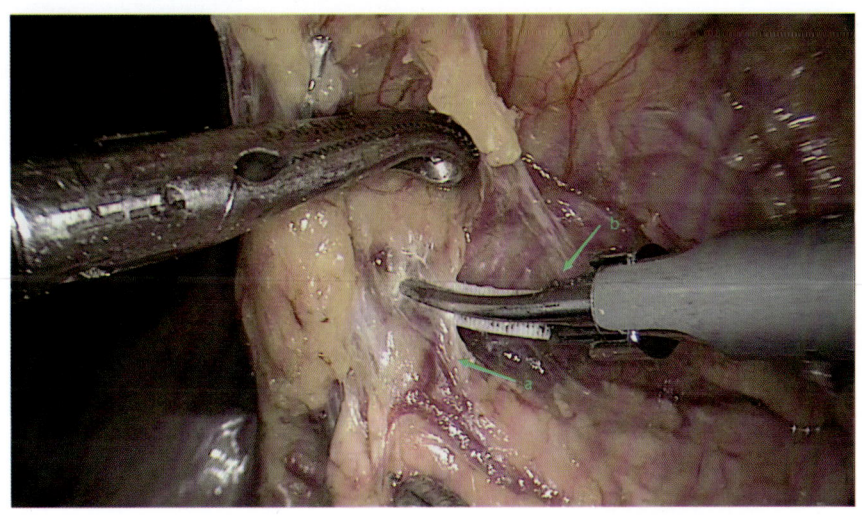

图3-1　幽门上区入口处（1）[胰前间隙（a）、胰腺前筋膜（b）]

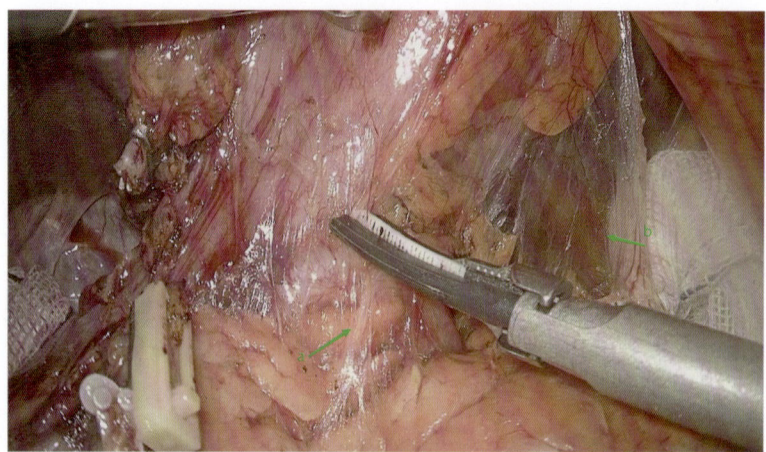

图 3-2　幽门上区入口处（2）[胰前间隙（a）、胰腺前筋膜（b）]

（2）右侧界：肝十二指肠韧带，向右达胆总管（图 3-3、图 3-4）。

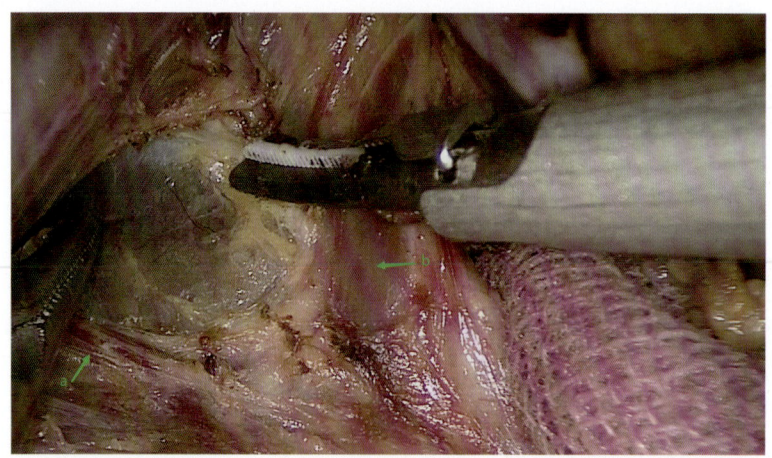

图 3-3　右侧界（1）[肝十二指肠韧带（a）、胃右动脉（b）]

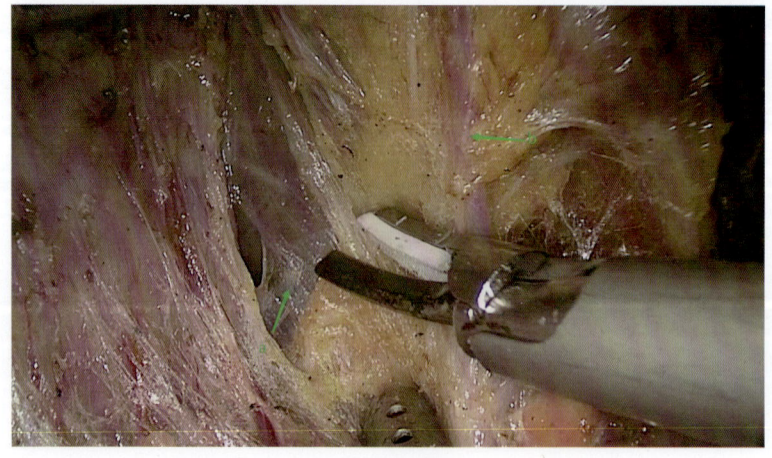

图 3-4　右侧界（2）[肝十二指肠韧带（a）、胃右动脉（b）]

（3）左侧界：显露门静脉前壁及左侧壁（图3-5、图3-6）。

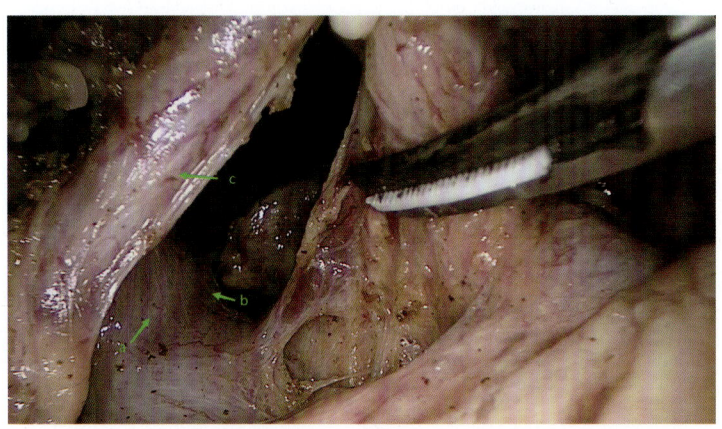

图3-5　门静脉前壁（a）、左侧壁（b）、肝总动脉（c）

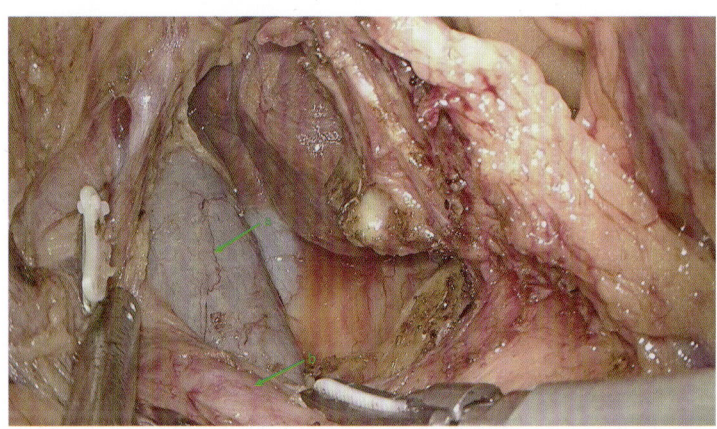

图3-6　门静脉壁（a）及肝总动脉（b）

（4）一个顶点：胃右动脉的顶端（图3-7、图3-8）。

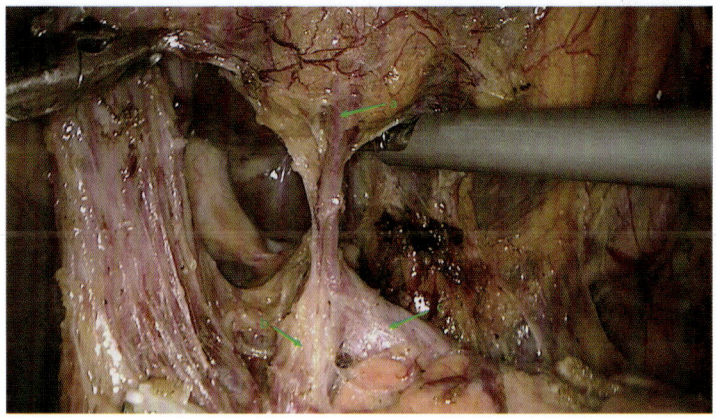

图3-7　一个顶点（1）[胃右动脉（a），发自肝固有动脉（b）和胃十二指肠动脉（c）分支附近]

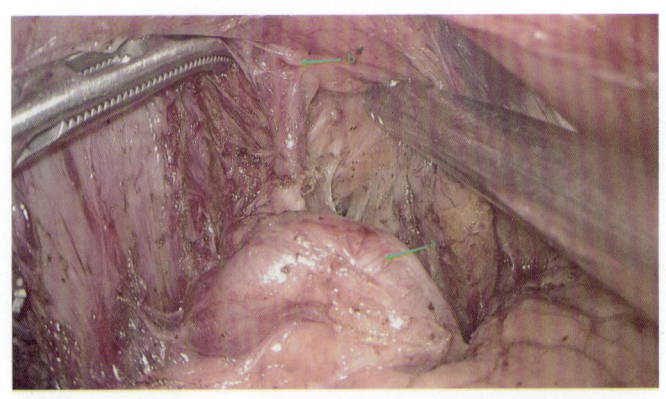

图 3-8 一个顶点（2）[胃右动脉顶端（a）、肝总动脉（b）]

二、帐篷法的概念

帐篷法是以膜解剖理论为指导，沿着胚胎发育过程中形成的潜在间隙拓展分离，精准地将腹腔干右侧区不同组织来源的系膜结构完整分离，从而确保胃腹系膜及背系膜完整切除的解剖方法。

第四节 "帐篷法"的解剖步骤

第一步：入口。

（1）暴露：助手左手抓钳钳夹胃胰襞中上 1/3 交界处，并保持向上提拉，右手抓钳轻推胃窦部后壁（图 3-9、图 3-10），助手拎起胃胰皱襞或胃体小弯侧向上托起，协助主刀形成更好的张力（图 3-11、图 3-12），保持视野清晰。

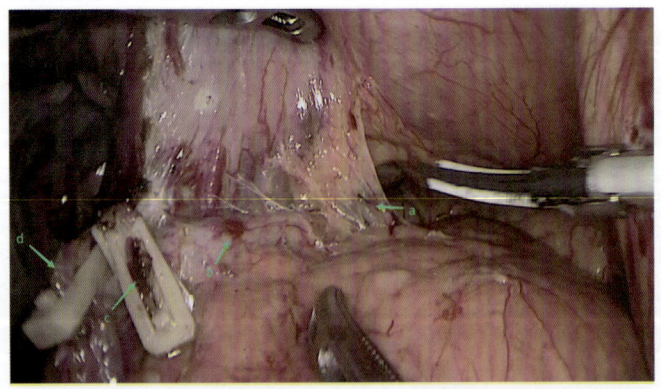

图 3-9 助手轻推胃窦部后壁，主刀下压胰腺，显露幽门上区，
胰腺前筋膜（a）、胃十二指肠动脉（b）、胃右动脉离断后（c）、
胃右静脉离断后（d）

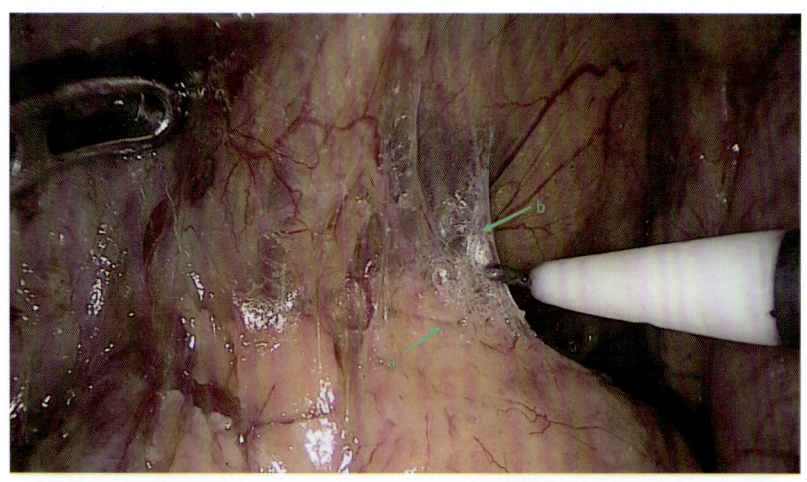

图 3-10　胰前间隙（a）、胰腺前筋膜（b）

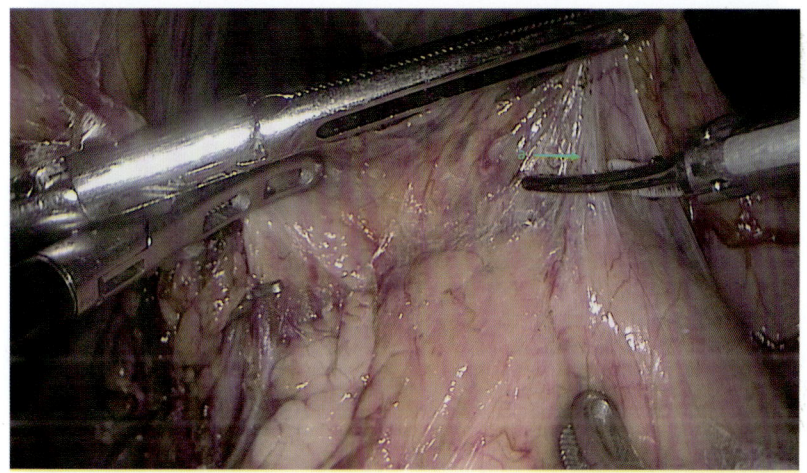

图 3-11　助手拎起胃胰皱襞（a），协助主刀形成更好的张力

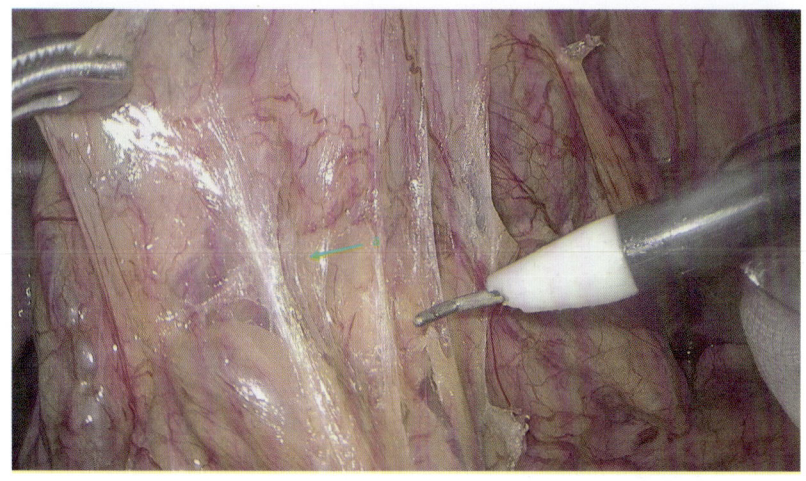

图 3-12　助手拎起胃胰皱襞（a），协助主刀形成更好的张力

（2）操作：主刀左手用无创抓钳放置小纱布或吸引器于胰头前方向下轻压胰腺，使胃十二指肠前间隙呈紧张状态，右手用超声刀或电钩沿胃十二指肠动脉前间隙分离，充分显露幽门上区（图3-13、图3-14），即帐篷法的入口。

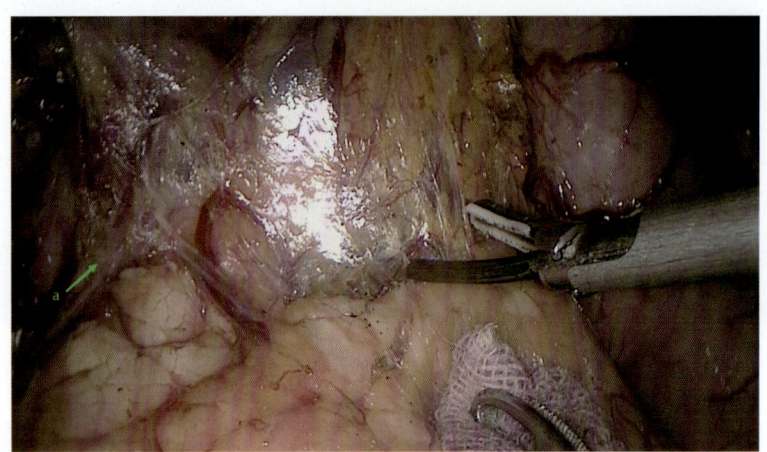

图3-13　主刀向下轻压胰腺，显露幽门上区　胃十二指肠前间隙（a）

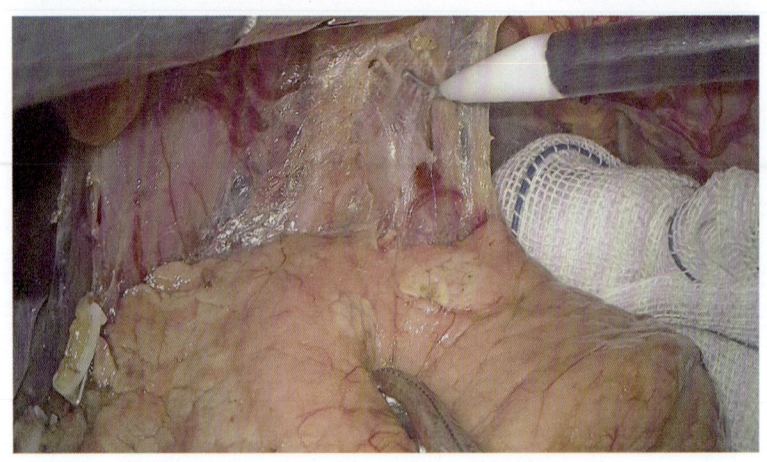

图3-14　主刀向下轻压胰腺，显露幽门上区

第二步：右侧界。

（1）显露：助手左手持胃钳向外上方挑起胃窦部，右手持钳伸入入口处，紧贴十二指肠将肝十二指肠韧带系膜前叶向腹侧挑起，形成有效对抗牵拉，协助主刀充分显露肝十二指肠韧带前叶和胃十二指肠动脉（图3-15）。

（2）操作：主刀用超声刀非功能性面紧贴胃十二指肠动脉，由后向前剥离肝十二指肠韧带系膜前叶（图3-16），显露胃十二指肠动脉末端（图3-17），分离由胃十二指肠动脉发出供十二指肠球部后壁的十二指肠后动脉（图3-18），保持胰前筋膜与肝十二指肠韧带系膜前叶的延续性和完整性，向胰腺上缘拓展（图3-19），以胰前筋膜为平面，由下往上剥离胰头表面的胰前筋膜，行海绵状疏松结缔组织的胰腺上缘的胰后间隙清扫（图3-20、图3-21）。

第三章 腹腔干右侧区淋巴结清扫:"帐篷法"

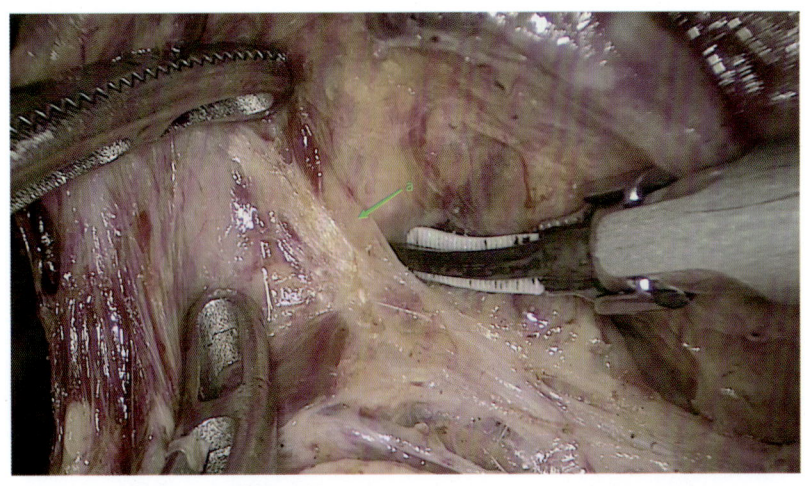

图 3-15 紧贴十二指肠向腹侧挑起胃后壁［肝十二指肠韧带系膜前叶（a）］

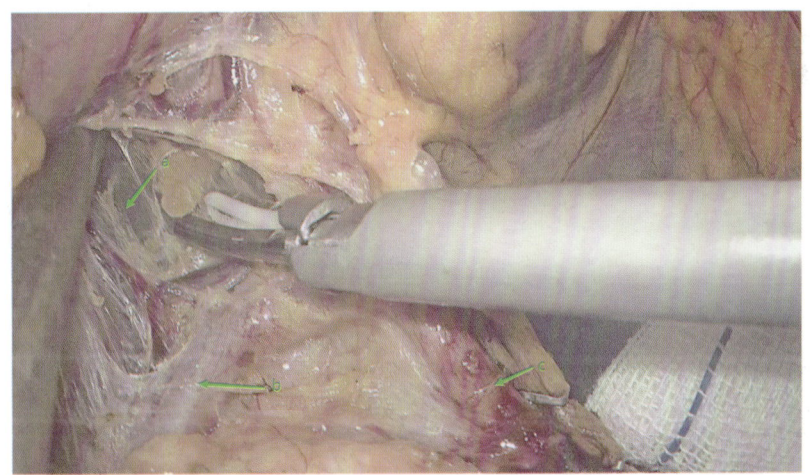

图 3-16 分离肝十二指肠韧带前叶（a）、胃十二指肠动脉（b）、肝总动脉（c）

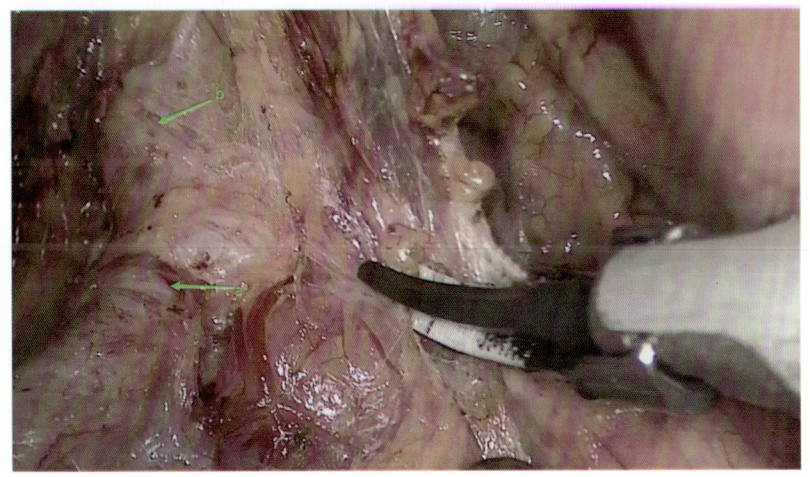

图 3-17 显露胃十二指肠动脉末端（a） 肝固有动脉（b）

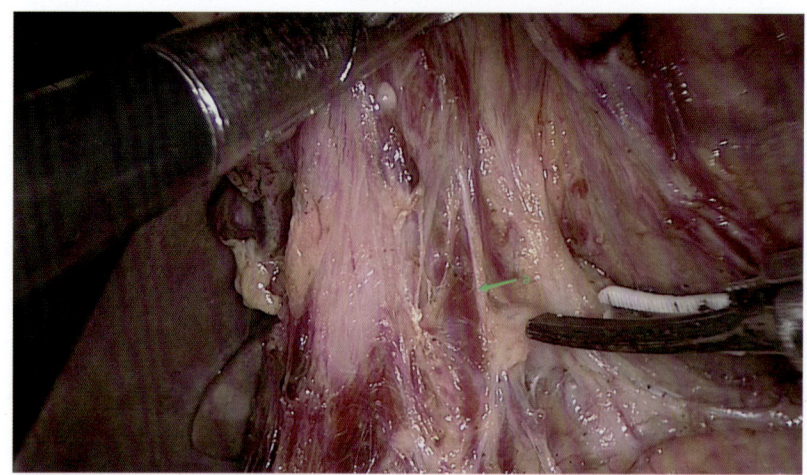

图 3-18　分离十二指肠后动脉（a）

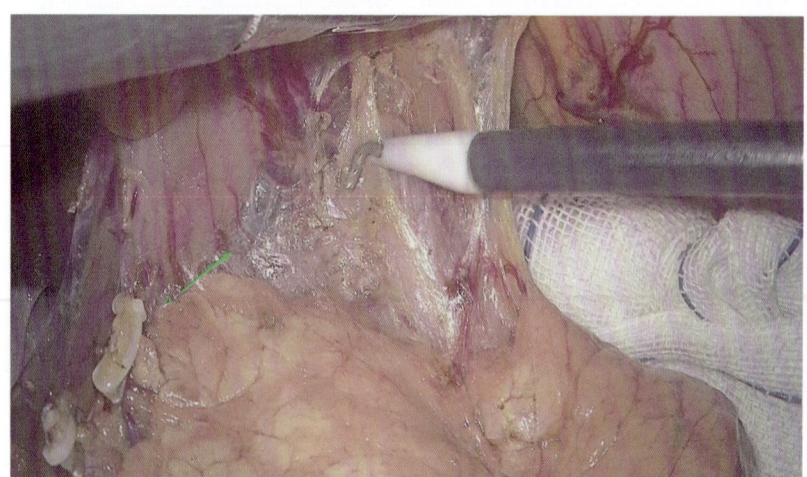

图 3-19　沿胃十二指肠动脉前间隙（a）向胰腺上缘拓展

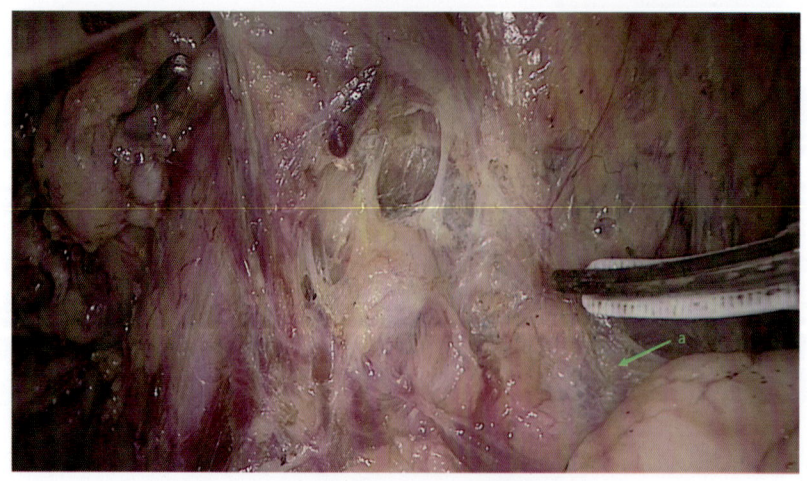

图 3-20　自胃胰襞进入胰十二指肠后间隙（a）

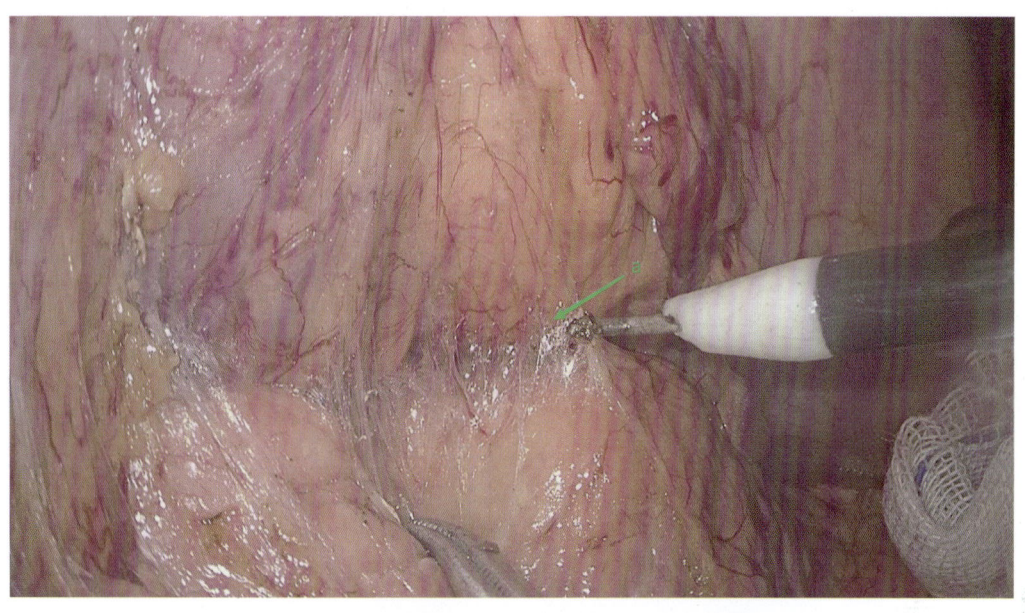

图 3-21　自胃胰襞（a）进入胰十二指肠后间隙

第三步：左侧界。

（1）显露：助手将胃右系膜左侧向腹侧挑起，形成有效对抗牵拉（图3-22、图3-23）。

（2）操作：主刀动作轻柔，应用电钩或用超声刀直接切割，尽量减少顿性分离，可结合吸引器钝性推剥进行，以避免门静脉损伤出血，继续向左显露门静脉前壁及左侧壁（图3-24、图3-25）、向上达与肝脏的附着延续处（图3-26、图3-27），形成"帐篷样"结构。

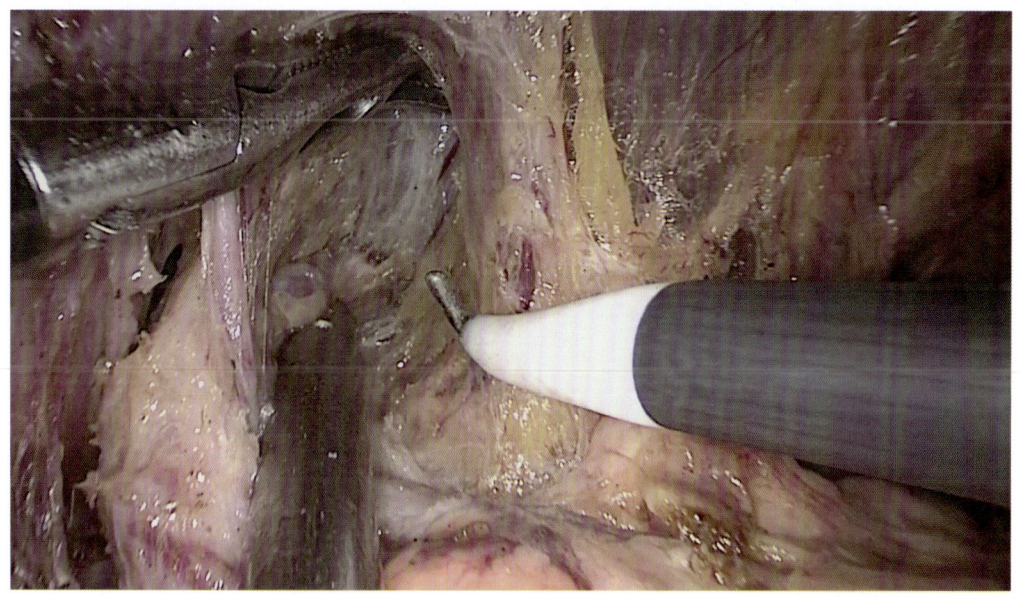

图 3-22　胃右系膜左侧向腹侧挑起

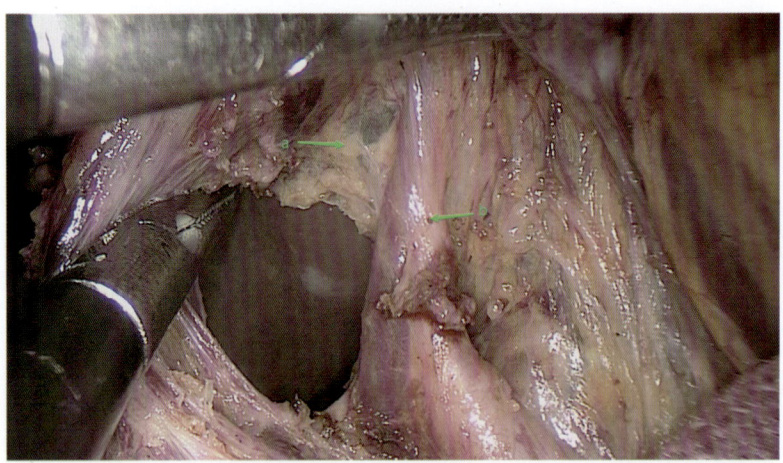

图 3-23　胃右系膜左侧（a）向腹侧挑起、胃右动脉（b）

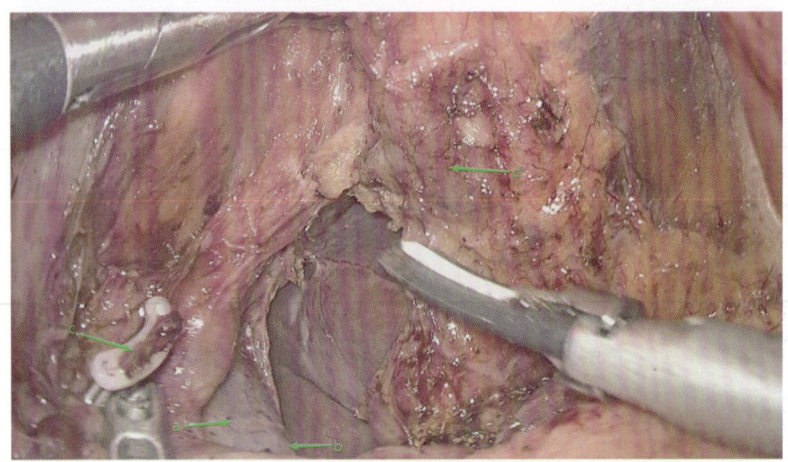

图 3-24　显露门静脉前壁（a）及左侧壁（b）、肝固有动脉断端（c）、
　　　　　 No.12 淋巴结（d）

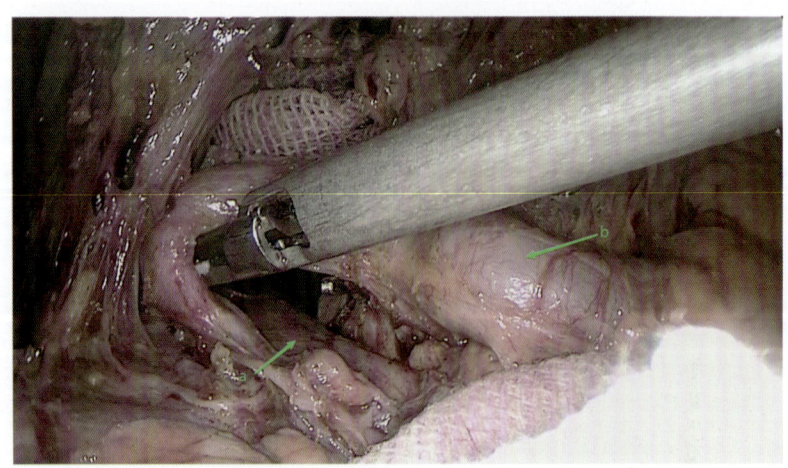

图 3-25　显露门静脉（a）前壁及左侧壁、肝总动脉（b）

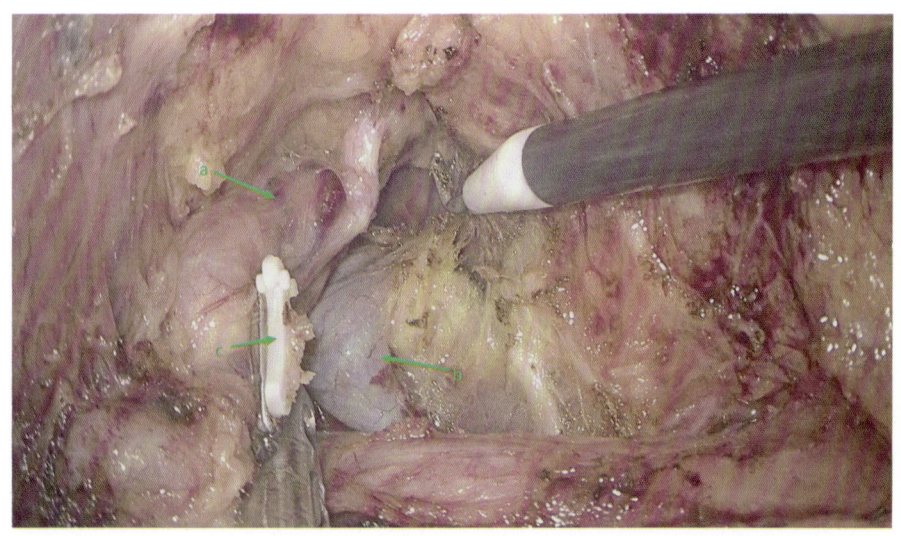

图 3-26　沿肝固有动脉（a）向上达与肝脏的附着延续处、门静脉（b）、胃右动脉断端（c）

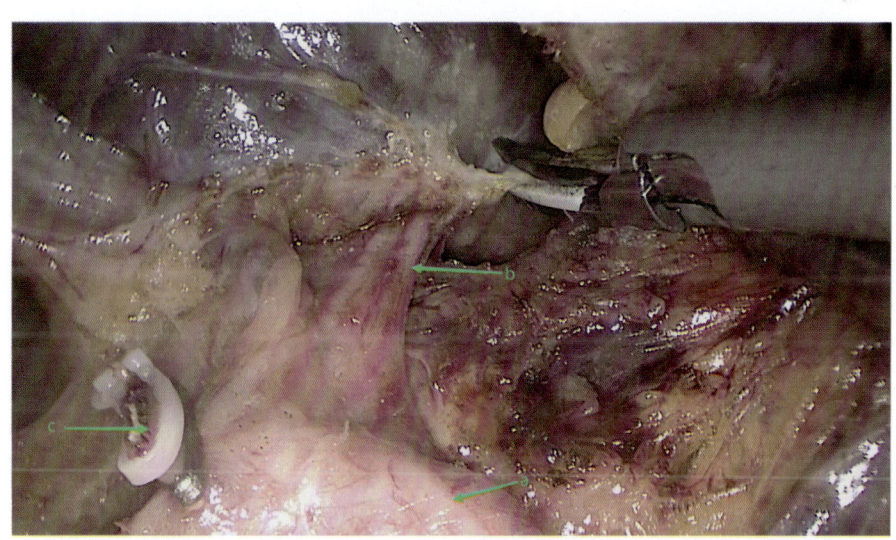

图 3-27　向上达与肝脏的附着延续处，显露肝总动脉（a）、肝固有动脉（b）、胃右动脉断端（c）

第四步：显露胃右动脉。

回到入口处，助手右手继续轻推十二指肠球部后壁，主刀用电钩或超声刀沿着胃十二指肠动脉表面解剖向前分离，仔细地解剖分离胃十二指肠动脉和肝固有动脉分支处，可显露肝总动脉的起始部（图3-28、图3-29），整块清除肝总动脉前上方的脂肪淋巴组织，完成No.8a淋巴结清扫（图3-30、图3-31）。主刀继续沿肝固有动脉将肝十二指肠韧带内侧缘打开（图3-32、图3-33），显露胃右动脉根部（图3-34、图3-35），并于胃右动脉根部上血管夹后离断，完成No.5淋巴结清扫（图3-36、图3-37）。

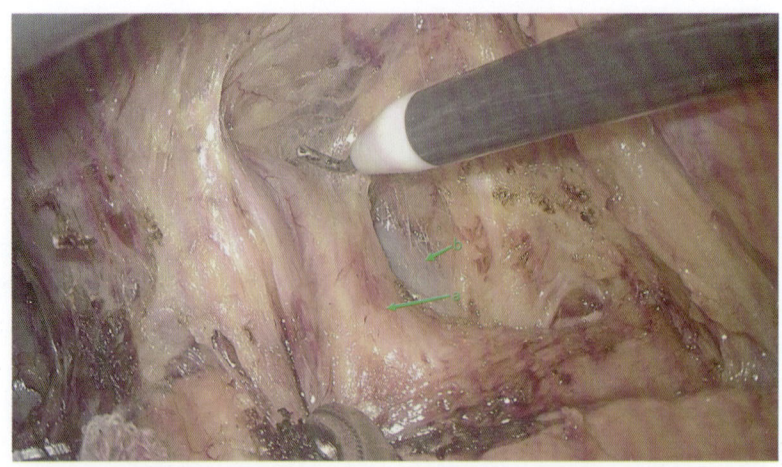

图 3-28　显露肝总动脉的起始部（a）、门静脉（b）

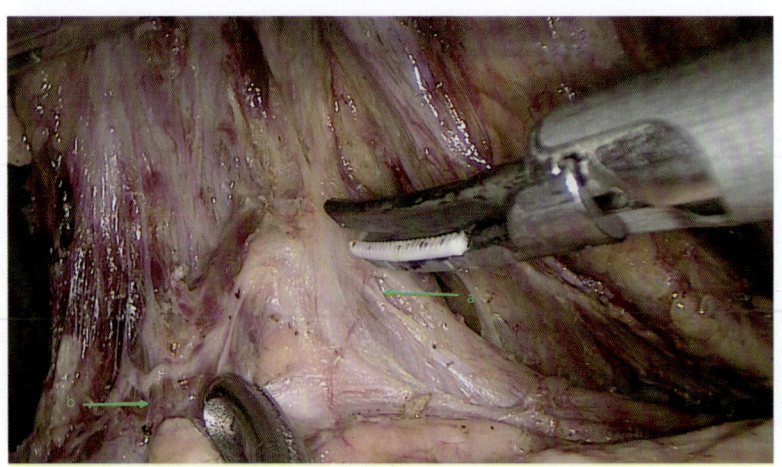

图 3-29　显露肝总动脉的起始部（a）、胃十二指肠动脉（b）

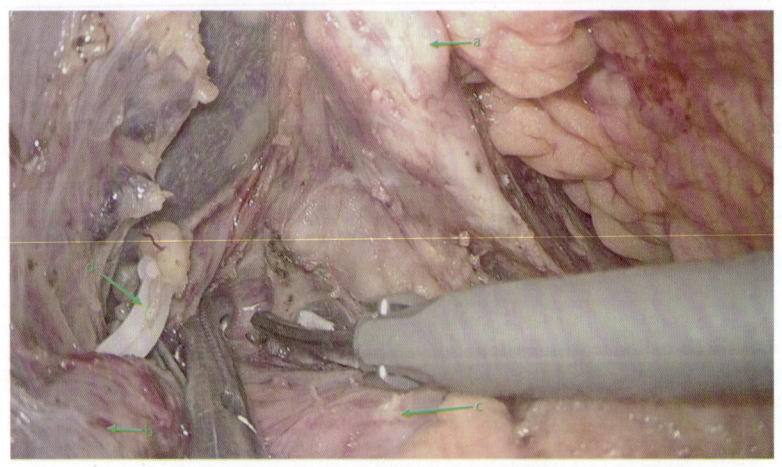

图 3-30　清扫 No.8a 淋巴结（a），显露胃十二指肠动脉（b）、肝总动脉（c）及胃右动脉断端（d）

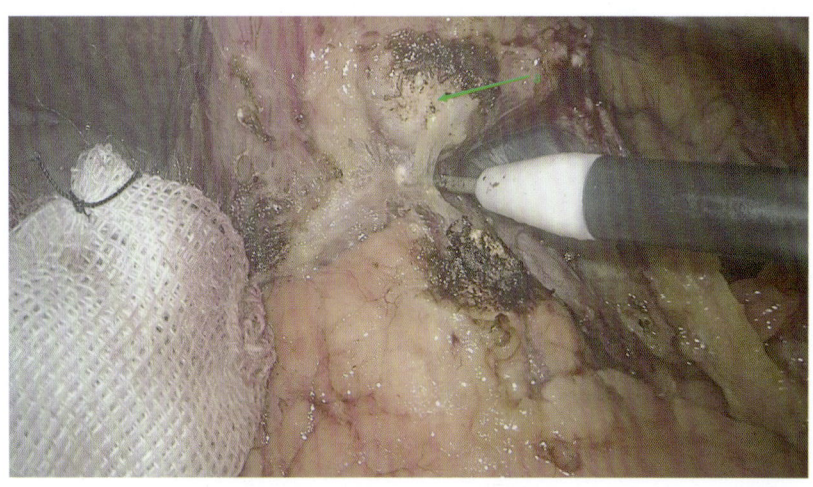

图 3-31　清扫 No.8a 淋巴结（a）

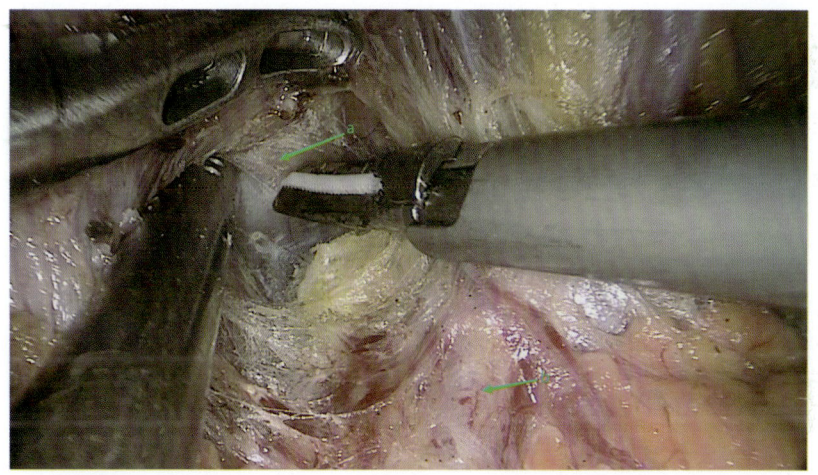

图 3-32　沿肝固有动脉（b）将肝十二指肠韧带内侧缘（a）打开

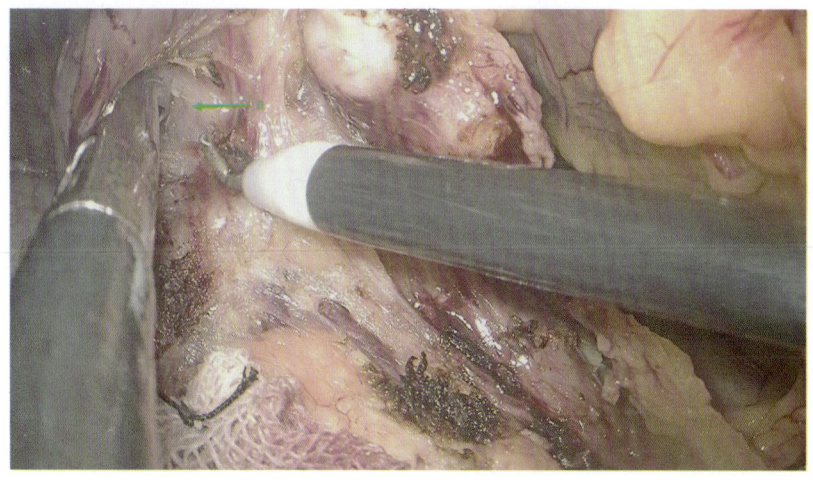

图 3-33　沿肝固有动脉将肝十二指肠韧带内侧缘（a）打开

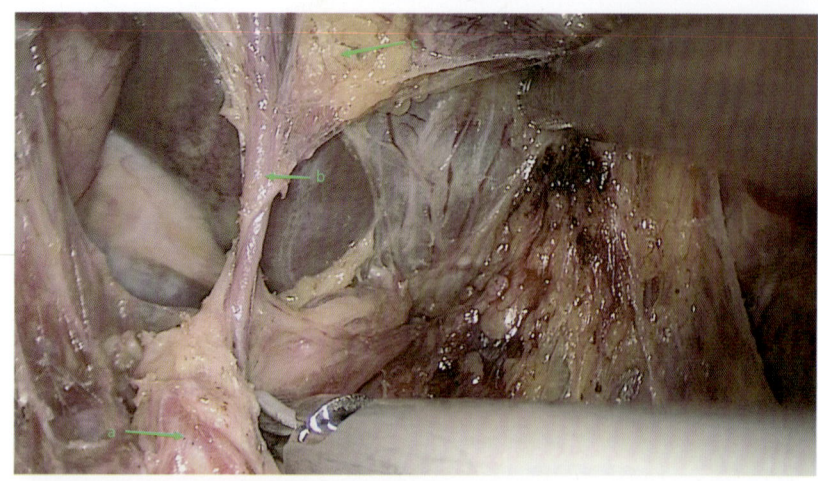

图 3-34　沿着肝固有动脉（a）显露胃右动脉根部（b）及胃右系膜（c）

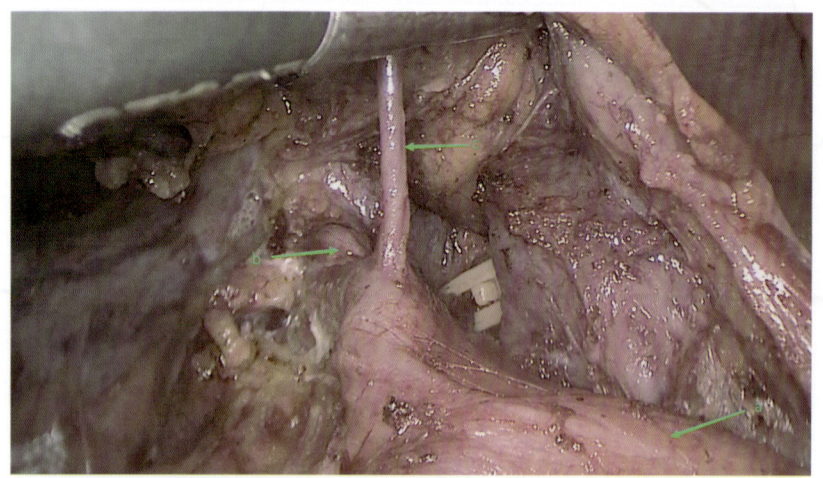

图 3-35　显露肝总动脉（a）、肝固有动脉（b）及胃右动脉根部（c）

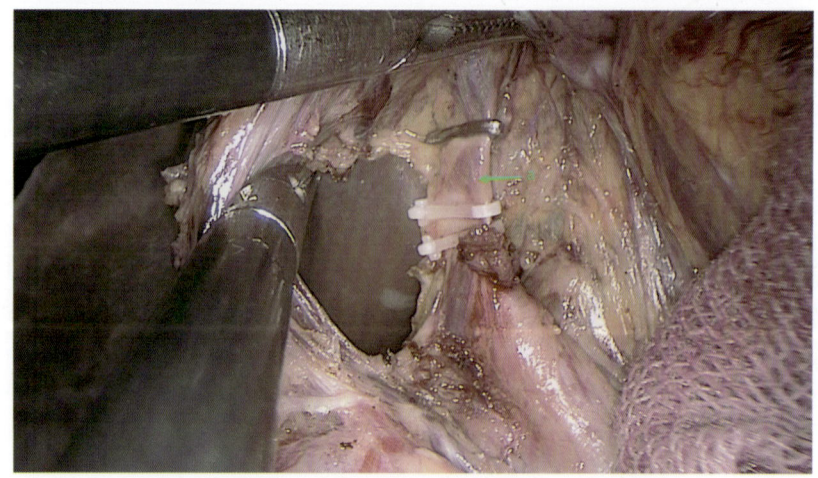

图 3-36　结扎胃右动脉（a）并清扫 No.5 淋巴结

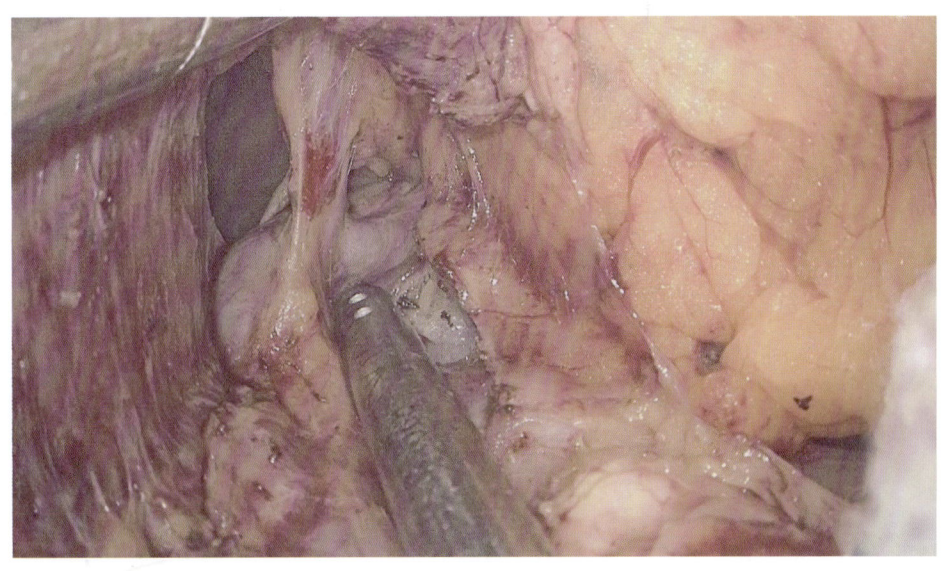

图 3-37 清扫 No.5 淋巴结

第五步:一个顶点。

(1) 暴露:助手左手肠钳于胃右系膜右侧向上挑起,胃右动脉随胃窦区的挑起呈垂直走形(图 3-38、图 3-39),右手无创抓钳向上轻提肝固有动脉表面的脂肪淋巴组织。

(2) 操作:主刀应用电钩或超声刀于肝十二指肠间隙通过"开窗"离断游离的肝十二指肠韧带前叶(图 3-40),后于胃右动脉系膜左侧紧贴肝固有表面的解剖间隙往肝门方向继续分离左、右肝动脉,完整清扫肝固有动脉前上方的脂肪淋巴组织,完成 No.12a 淋巴结清扫(图 3-41、图 3-42),使得胃右动脉呈"柱状"垂直,即形成"帐篷"的顶点(图 3-43、图 3-44)。

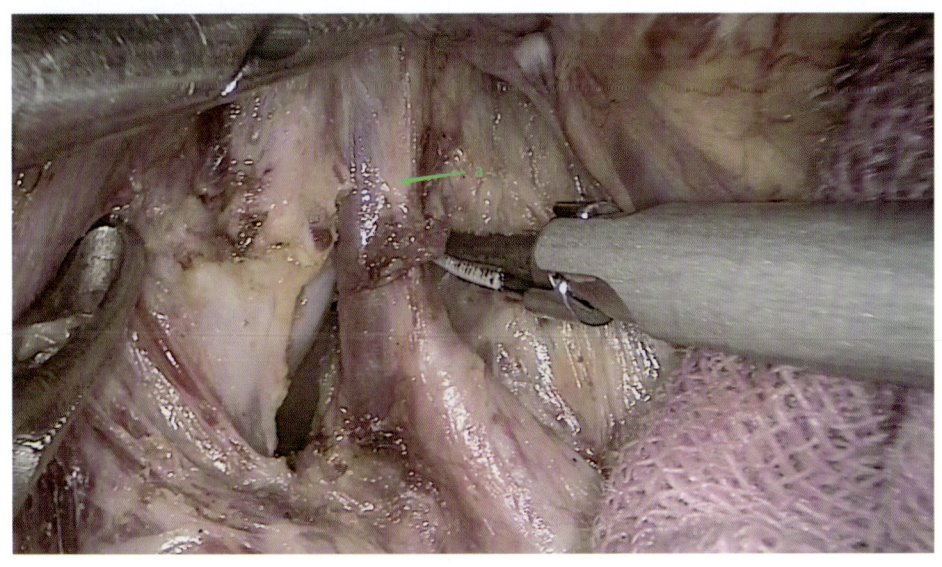

图 3-38 胃右动脉(a)随胃窦区的挑起呈垂直走形

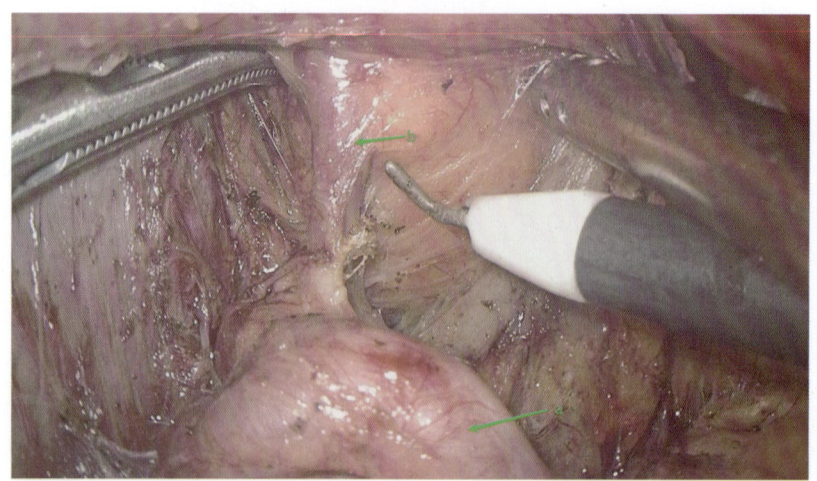

图 3-39 显露肝总动脉（a）、胃右动脉（b）随胃窦区的挑起呈垂直走形

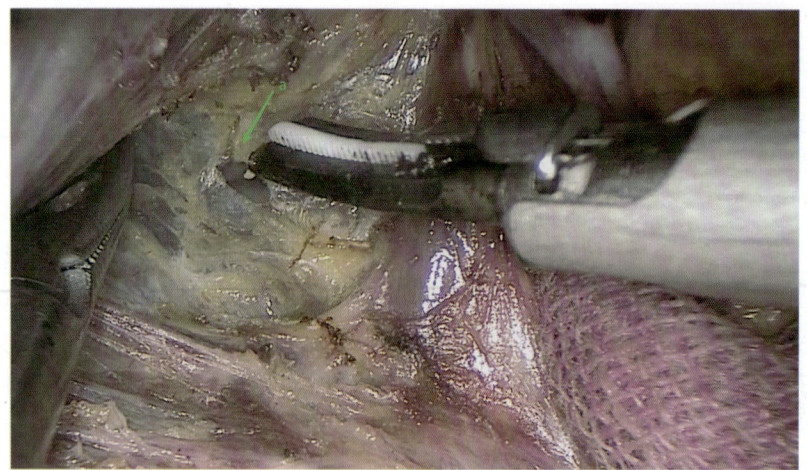

图 3-40 通过"开窗"离断游离的肝十二指肠韧带前叶（a）

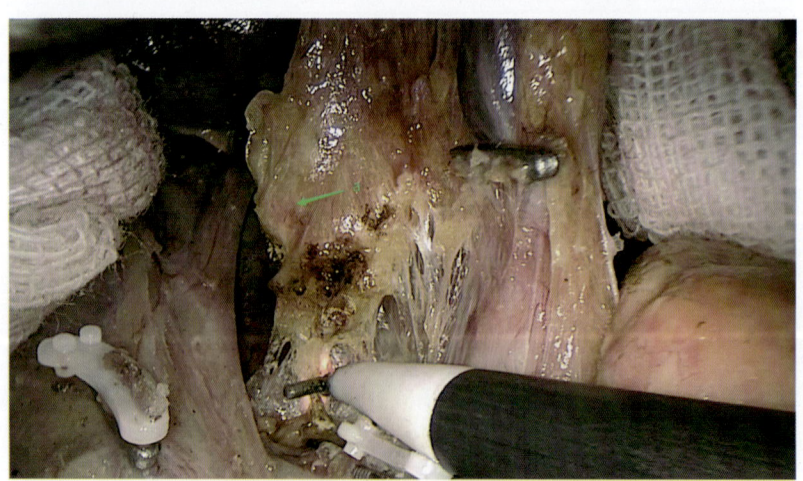

图 3-41 清扫 No.12a 淋巴结（a）（1）

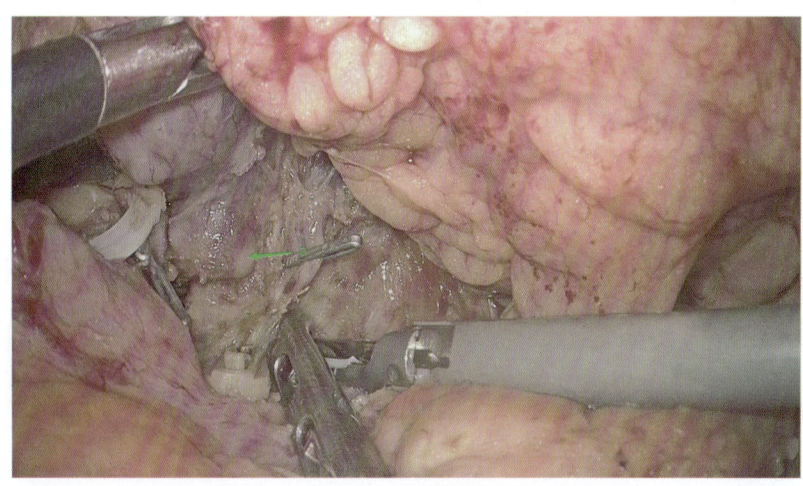

图 3-42 清扫 No.12a 淋巴结（a）（2）

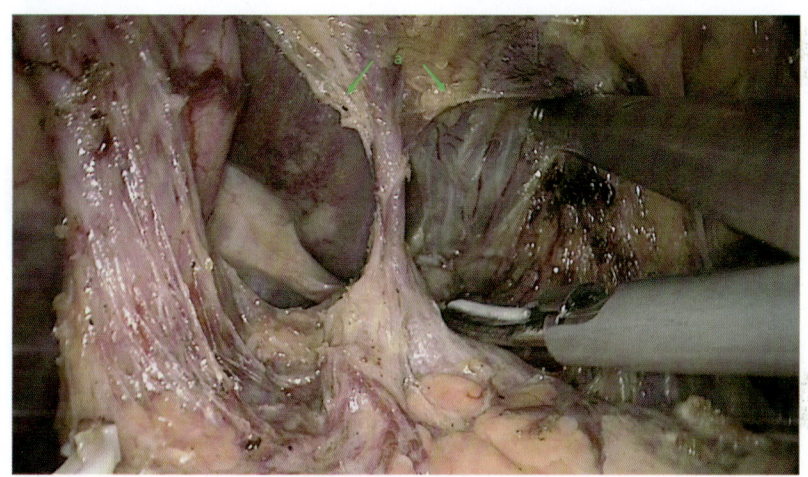

图 3-43 "帐篷"的顶点结构及胃右系膜（a）

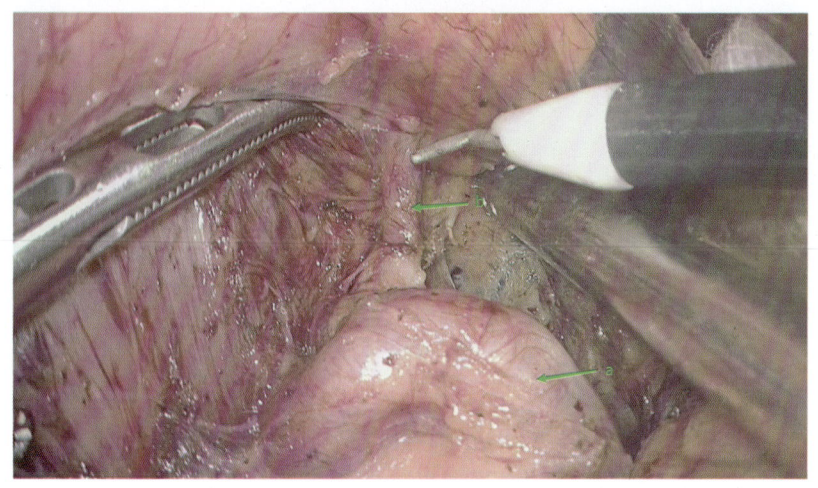

图 3-44 "帐篷"的顶点结构，显露肝总动脉（a）、胃右动脉（b）

第六步：显露冠状静脉。

助手右手轻推十二指肠球部后壁，左手钳向上挑起肝总动脉前方脂肪淋巴结组织，主刀左手吸引器下压胰腺，呈U形牵拉（图3-45），右手电钩或超声刀沿腹腔动脉右侧缘表面的解剖间隙清扫肝总动脉平面周围脂肪淋巴组织，进一步分离解剖并显露冠状静脉（图3-46、图3-47）。

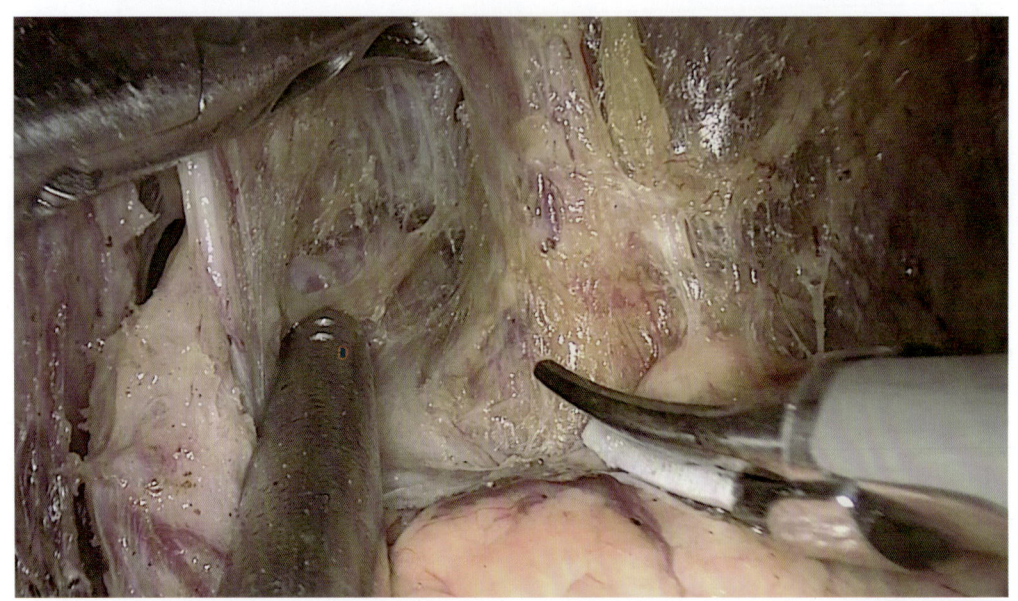

图3-45　U形牵拉

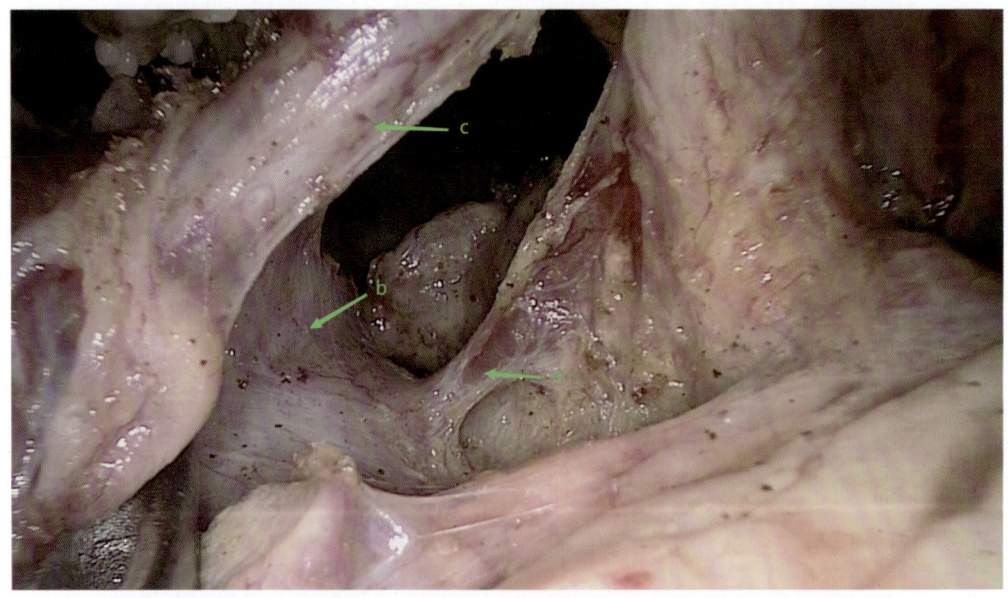

图3-46　显露冠状静脉（a）、门静脉（b）及肝总动脉（c）

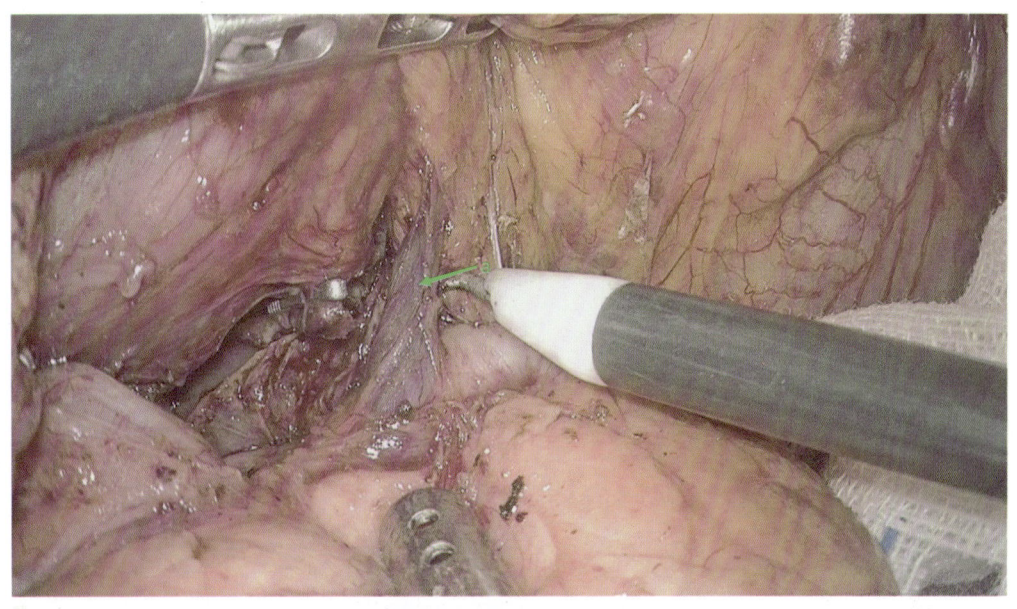

图 3-47　显露冠状静脉（a）

第七步：清扫 No.7 和 No.9 淋巴结。

助手右手提起胃胰皱襞左侧已清扫的脂肪淋巴组织，主刀用电钩或超声刀紧贴腹腔动脉右侧缘清扫表面的脂肪淋巴组织，于胃左动脉右侧缘表面裸化根部并予以离断，完成 No.7 和 No.9 淋巴结的清扫（图 3-48、图 3-49），完成腹腔干右侧区淋巴结的清扫（图 3-50、图 3-51）。

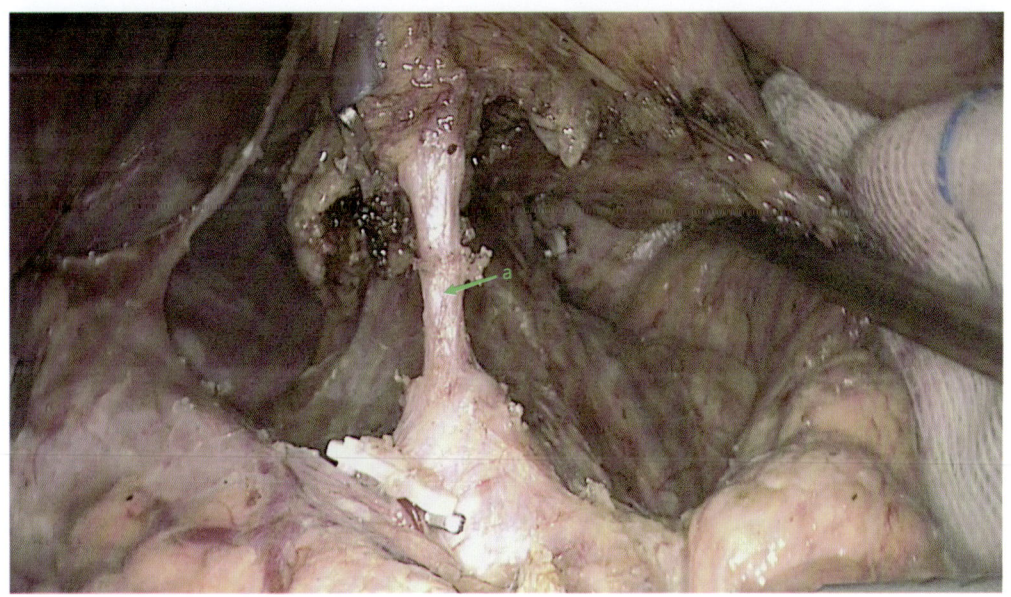

图 3-48　显露胃左动脉（a），清扫 No.7 和 No.9 淋巴结

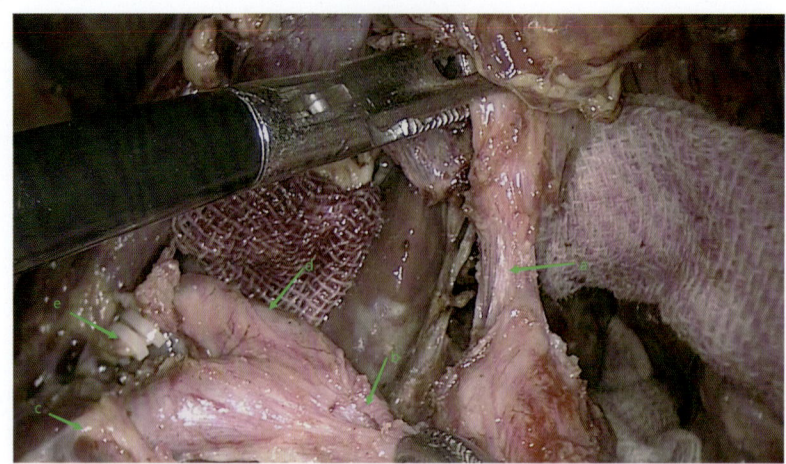

图 3-49　显露胃左动脉（a），清扫 No.7 和 No.9 淋巴结，同时显露肝总动脉（b）、胃十二指肠动脉（c）、肝固有动脉（d）、胃右动脉断端（e）

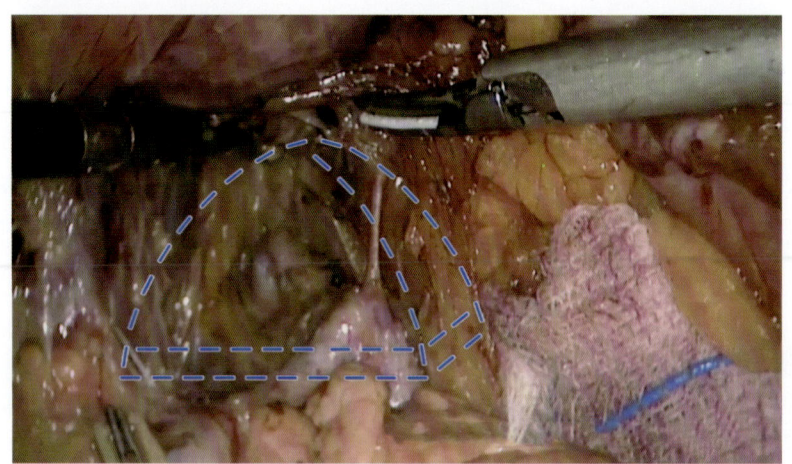

图 3-50　完成腹腔干右侧区淋巴结的清扫（1）

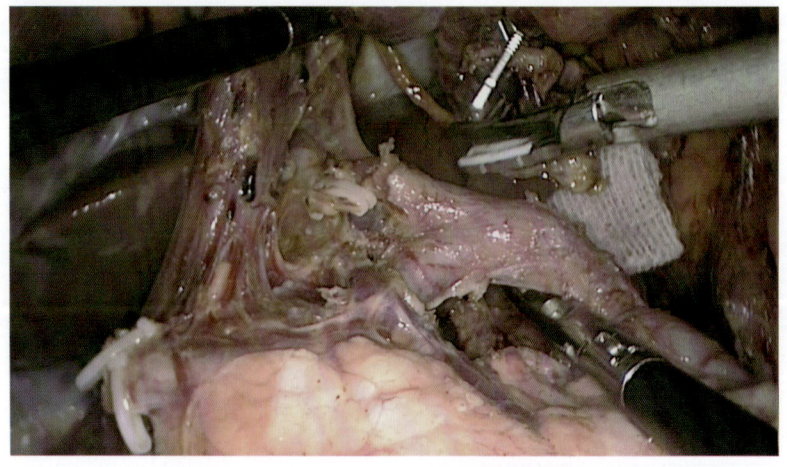

图 3-51　完成腹腔干右侧区淋巴结的清扫（2）

第五节 "帐篷法"的优点

腹腔干右侧区，胰腺高突、空间狭小，难以形成有效的牵拉暴露，容易造成血管和胆管损伤，而"帐篷法"可形成有效的牵拉对抗，既保证了膜的完整性和延续性，也提高了手术的安全性。

参考文献

[1] 龚建平. 胃癌第五转移与第三根治原则 [J]. 中华胃肠外科杂志，2013，16（2）：109-110. DOI：10.3760/cma.j.issn.1671-0274.2013.02.003.

[2] 龚建平. 外科解剖中的第三元素及其影响 [J]. 中华胃肠外科杂志，2016，19（10）：1081-1083. DOI：10.3760/cma.j.issn.1671-0274.2016.10.001.

[3] Standring, Susan, ed. Gray's Anatomy：The anatomical basis of clinical practice. 39th ed [M]. New York：Elsevier Churchill Livingstone，2004.

视频：电钩-胰上、胰前间隙

视频：腹腔干右侧区

视频：超声刀-帐篷法

第四章 腹腔干左侧区淋巴结清扫："欢乐间隙"和"欢乐间隙分离法"

第一节 概 述

腹腔干左侧区是胃与胃背系膜在胚胎发育过程中绕纵轴旋转、向左延伸，并与后腹壁融合所形成解剖区域，该区域位置深在，解剖结构相对封闭、复杂：以近端胃及其系膜为被，以后腹膜为床；右侧界有胃胰襞阻挡，无法与腹腔干左侧区直接相通；脚侧有胰体尾上缘、脾血管为屏障，与网膜囊隔膜相望；左侧界有脾脏筑堤，脾门深在、血管蜿蜒；头侧与膈肌融合，形成胃膈韧带。在手术操作中，完整分离该区域确实存在一定难度；尤其对于需要脾门淋巴结清扫的患者，由于脾血管被深埋在脂肪结缔组织中，不仅操作难度大，而且稍有不慎，就可能会造成血管损伤（图 4-1）。此外，腹腔干左侧区是近端胃背膜所在区域，龚建平教授团队在胃背系膜中检测到癌细胞的播撒（第五转移）（图 4-2），尤其以进展期胃癌明显，认为该转移途径不同于我们以往熟知的胃癌四大转移途径（直接浸润、淋巴结转移、血行转移、腹腔种植），若胃背系膜不能完整切除，可能会造成不必要的"癌泄露"，从而影响肿瘤的根治度。因此，从肿瘤根治角度看，完整分离该区域的意义也不可忽视。

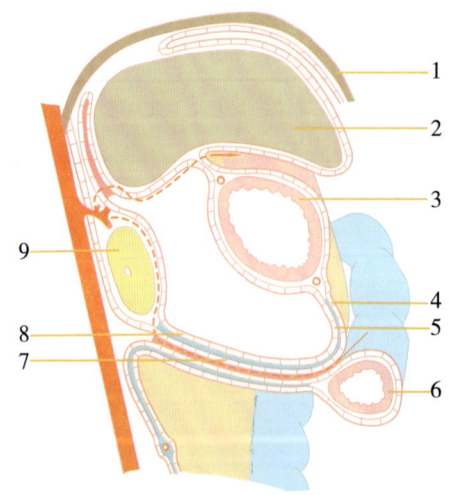

图 4-1 胃周系膜层次结构及其手术路径

1- 膈肌，2- 肝脏，3- 胃，4- 大网膜前层前叶，5- 大网膜前层后叶，6- 横结肠，7- 大网膜后层后叶，8- 大网膜后层前叶，9- 胰腺。红色虚线表示运行路径。

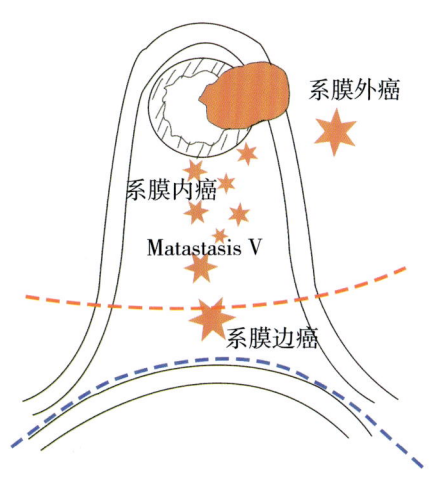

图 4-2　第五转移

对于外科医生而言，明确的手术平面意义重大。比如，在结直肠手术中，Tolt 筋膜是结直肠系膜和后腹膜的融合筋膜，是外科手术的重要解剖平面。沿着该平面拓展，不仅能保持清晰的视野，减少术中出血量和避免周围组织脏器的损伤，也有利于完整切除结直肠系膜，提高肿瘤的根治度，从而改善结直肠癌患者的预后，极大地减少了肿瘤的局部复发率。当然，在上腹部，胃周系膜在胚胎发育演化过程中，经过不断旋转、延伸和相互靠近融合，与周围组织、器官、系膜形成复杂的融合筋膜。与结直肠系膜相比，胃的血管、系膜分布明显复杂多变。当然，万变不离其宗，要完整分离胃周系膜必然要认识到胃周系膜、融合筋膜形成的原始过程，并以解螺旋的思维和方法，将其还原到原始状态；也只有采取这种方法才能完整切除胃背系膜。笔者团队通过比对胃的组织胚胎发展的演变过程并结合临床手术实战经验，认为在腹腔干左侧区胃背系膜与后腹膜融合后存在一个潜在的解剖间隙，即"欢乐间隙"（图 4-3、图 4-4）。首先，由于该间隙是胃背系膜和后腹膜的融合区域，其内充满了纤维结缔组织，鲜有血管分布。分离该潜在间隙时，若解剖层面正确，很少出现术中出血，从而保证手术视野清晰可辨。其次，保证了胃背系膜的完整性。最后，掏空胃后间隙后，脾血管轮廓显而易见，为后续的脾门淋巴结清扫提供了便利。因

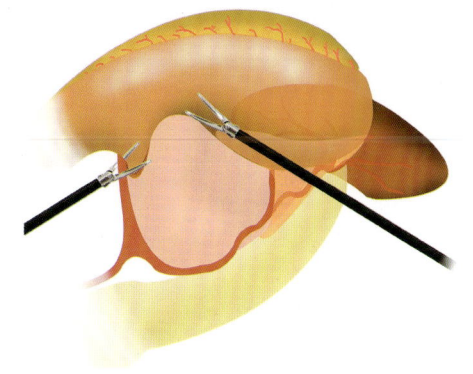

图 4-3　欢乐间隙（1）

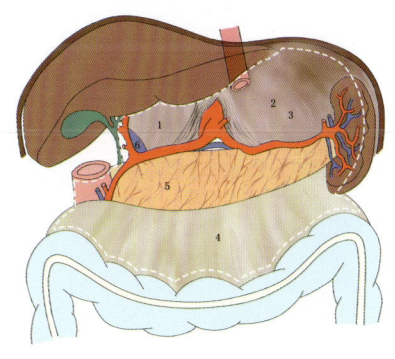

图 4-4　欢乐间隙（2）

此，正确地分离该潜在间隙后，不仅没有术中出血、解剖不清给术者带来困扰，也预示着手术即将进入尾声，因此，我们将之命名为"欢乐间隙"。

第二节 "欢乐间隙"和"欢乐间隙分离法"的概念

一、欢乐间隙位置及解剖标志

欢乐间隙即腹腔干左侧区 Toldt's 胰上、胰后间隙，位于左侧 Gerota 筋膜与胃背系膜之间的融合筋膜间隙，是一个潜在的、无血的、可拓展的、可重复的解剖间隙。

"欢乐间隙"的解剖标志包括一个入口、四条边界。

（1）入口：胃左动脉和脾动脉起始部交角（图 4-5、图 4-6）。

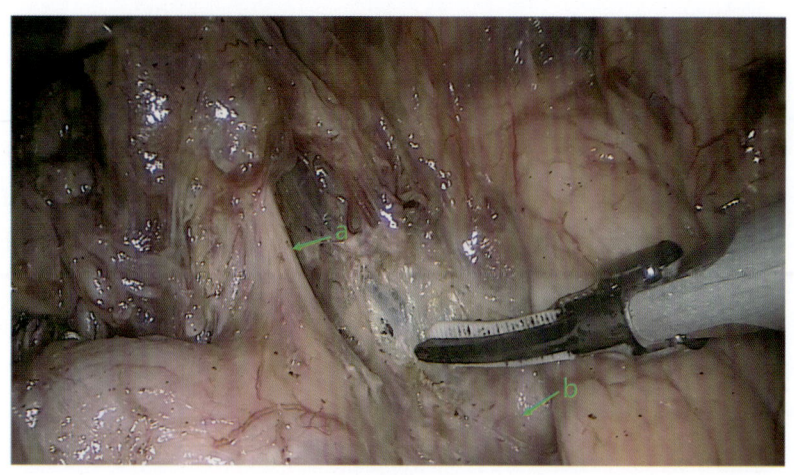

图 4-5　入口（1）[胃左动脉（a）、脾动脉（b）]

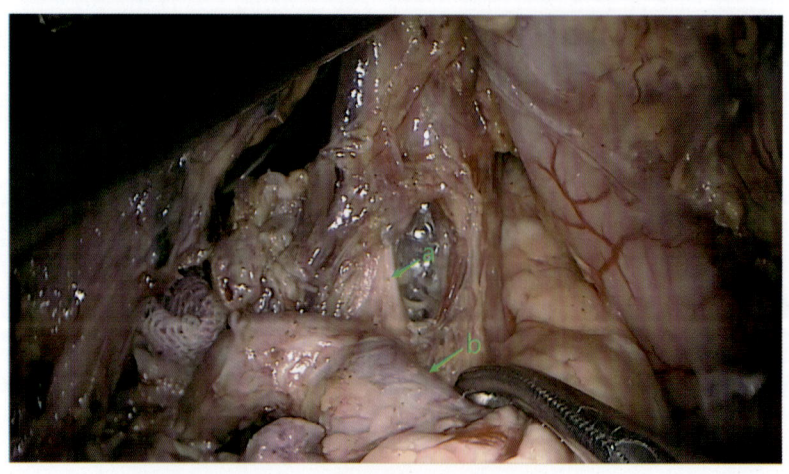

图 4-6　入口（2）[胃左动脉（a）、脾动脉（b）]

(2)下界:脾血管后缘(图4-7、图4-8)。

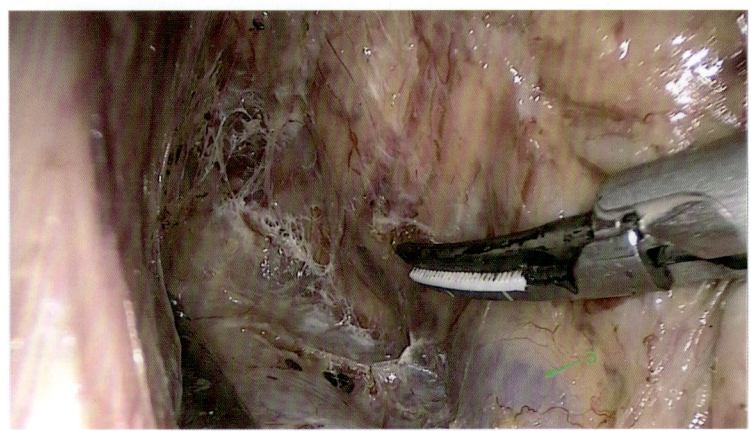

图4-7(1)[下界 脾血管(a)]

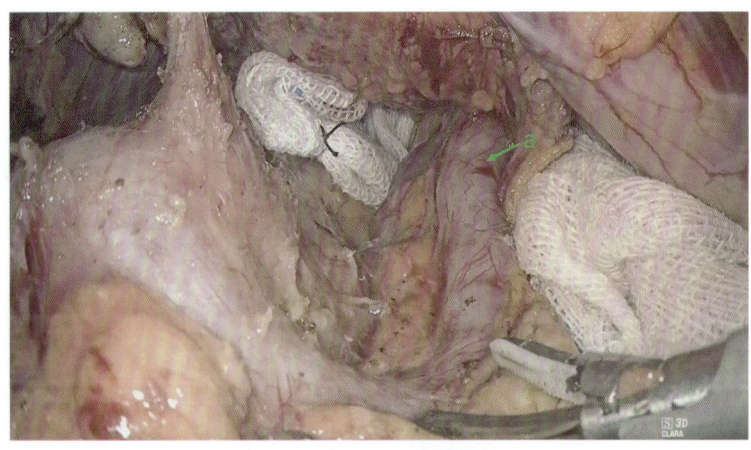

图4-8 下界(2)[脾血管(a)]

(3)右侧界:右膈肌脚(图4-9、图4-10)。

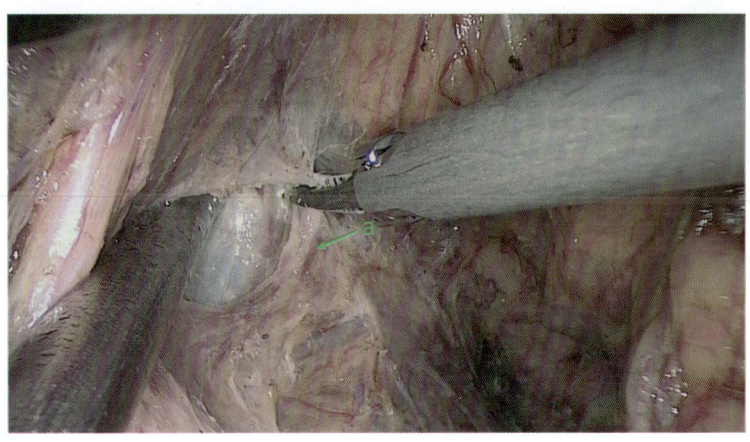

图4-9 右侧界(1)[右膈肌脚(a)]

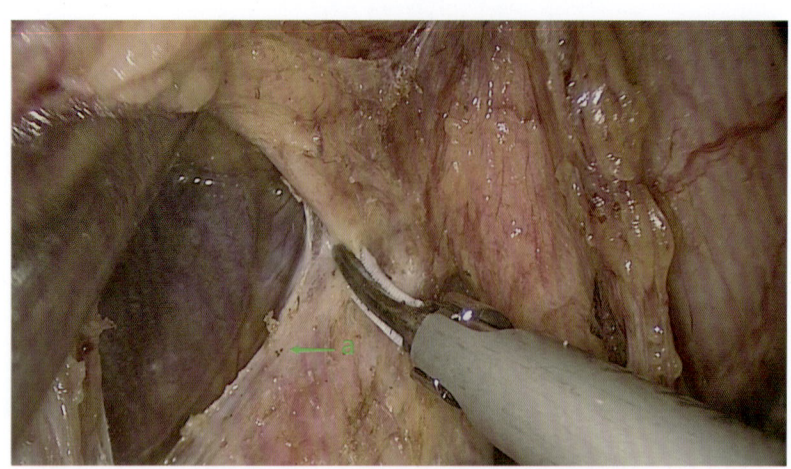

图 4-10（2）[右侧界 右膈肌脚（a）]

（4）上界：食管裂孔、左膈肌脚表面和胃膈韧带连线（图4-11、图4-12）。

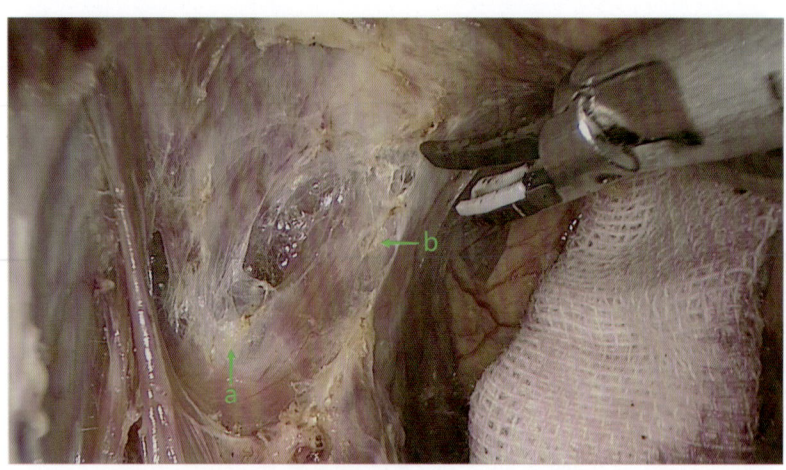

图 4-11 上界（1）[食管裂孔（a）、左膈肌脚（b）]

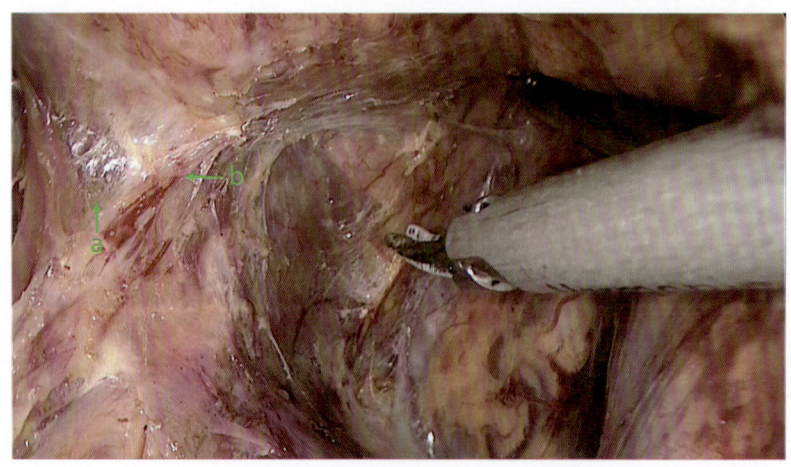

图 4-12 上界（2）[食管裂孔（a）、左膈肌脚（b）]

（5）左侧界：脾中上极后缘（图4-13、图4-14、图4-15）、欢乐间隙全貌（图4-16）。

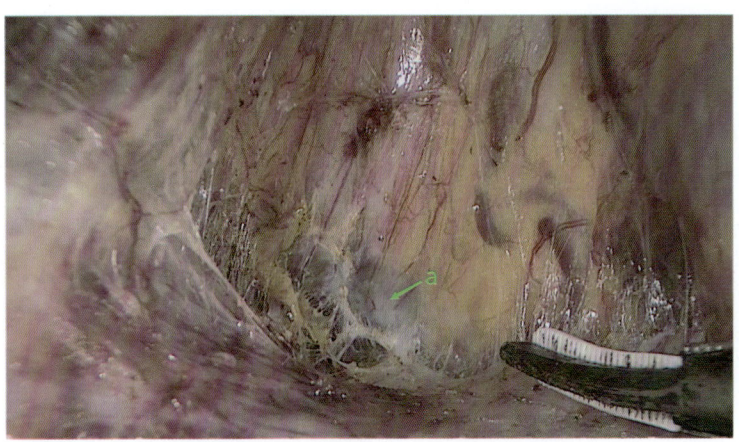

图4-13　左侧界（1）[脾脏（a）]

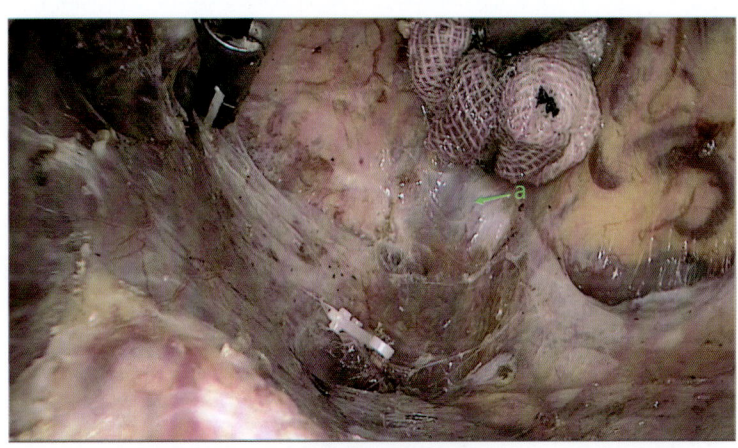

图4-14　左侧界（2）[脾脏（a）]

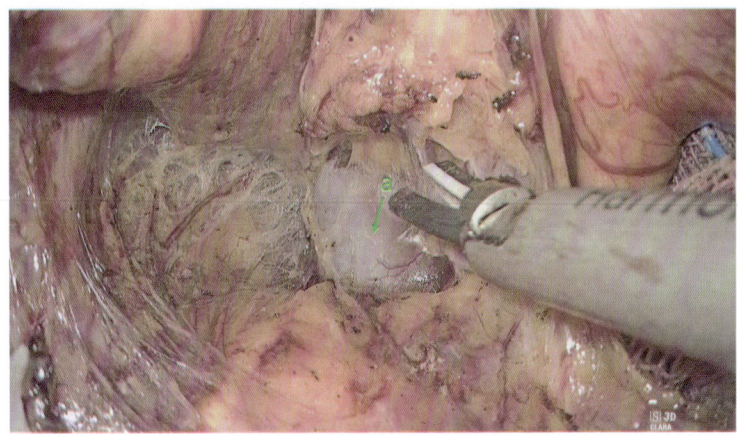

图4-15　左侧界（3）[脾脏（a）]

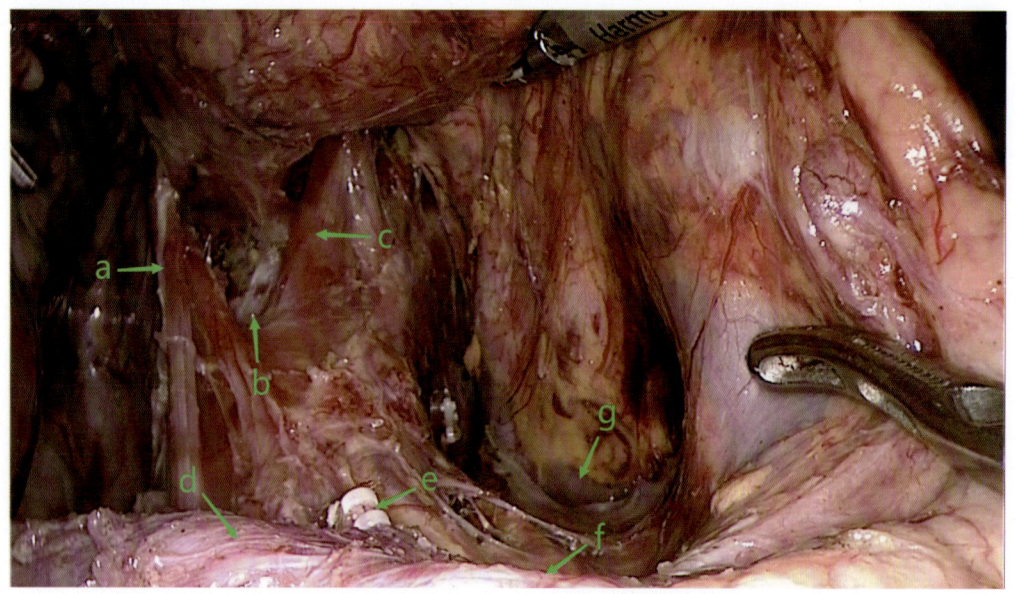

图4-16 欢乐间隙全貌［右膈肌脚（a）、食管裂孔（b）、左膈肌脚（c）、肝总动脉（d）、胃左动脉（e）、脾动脉（f）、脾脏（g）］

二、欢乐间隙分离法的概念

欢乐间隙分离法是以膜解剖理论为指导，以左侧Gerota筋膜为解剖平面，沿着胚胎发育过程中形成的潜在间隙拓展分离，精准地将腹腔干左侧区不同组织来源的系膜结构完整分离，从而确保胃背系膜完整切除的解剖方法。

第三节 "欢乐间隙分离法"的解剖步骤

第一步：入口。

（1）暴露：助手左手夹持胃左动脉向腹侧持续提拉，保持适当张力，将大网膜置于肝胃之间，保持视野清晰。

（2）操作：主刀向患者背侧及脚侧轻压胰体，逐步向胰腺上缘剥离胰前筋膜，暴露胃左动脉和脾动脉起始部，二者的交角区域即为"欢乐间隙"的入口（图4-17）。继续沿入口区域分离纤维结缔组织，显露左侧Gerota筋膜，即可进入"欢乐间隙"（图4-18）。

第四章 腹腔干左侧区淋巴结清扫："欢乐间隙"和"欢乐间隙分离法"

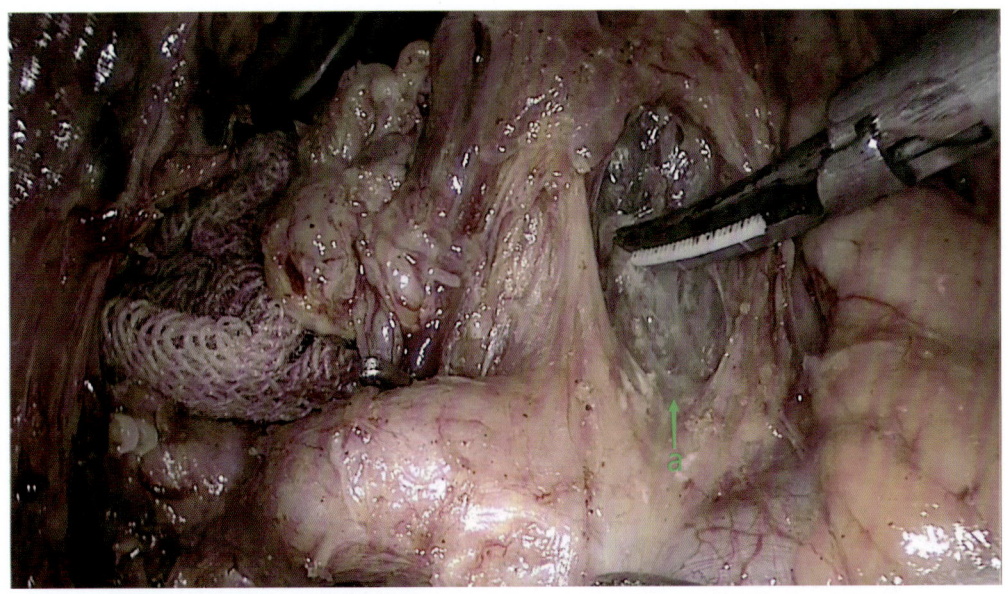

图 4-17 "欢乐间隙"的入口（a）

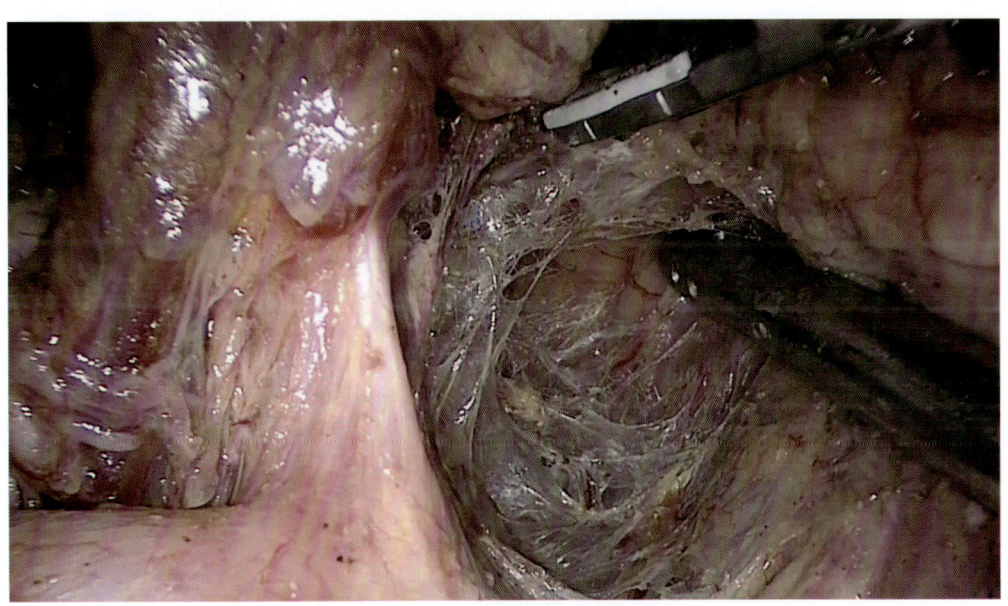

图 4-18 分离纤维结缔组织

第二步：下界。

（1）显露：助手右手持钳伸入入口处，向腹侧挑起胃后壁，主刀继续轻压胰腺和脾动脉，充分显露左 Gerota 筋膜和脾血管。

（2）操作：主刀以左 Gerota 筋膜为导向，向左侧精准分离"欢乐间隙"内的纤维结缔组织，逐步拓展"欢乐间隙"和显露脾动脉轮廓。主刀继续沿脾血管向胰尾侧剔除其表面的膜状组织，充分显露脾动脉的上缘和前后缘，此即"欢乐间隙"下界（图 4-19、图 4-20、图 4-21）。

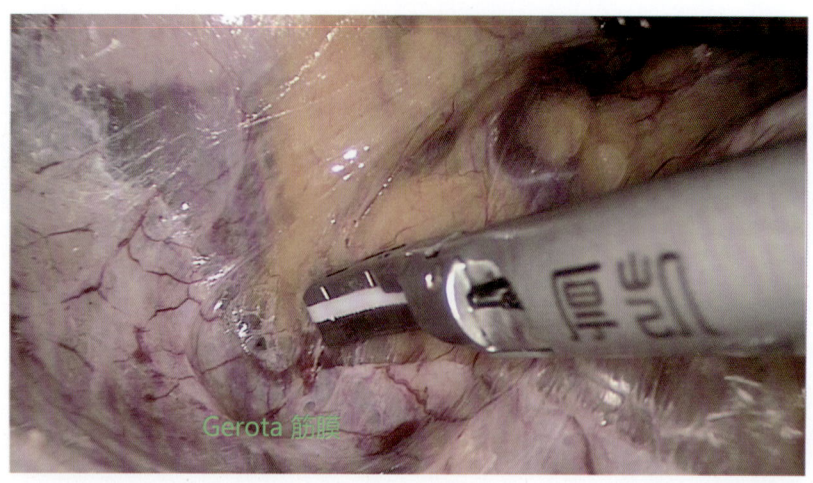

图 4-19　左侧 Gerota 筋膜（1）

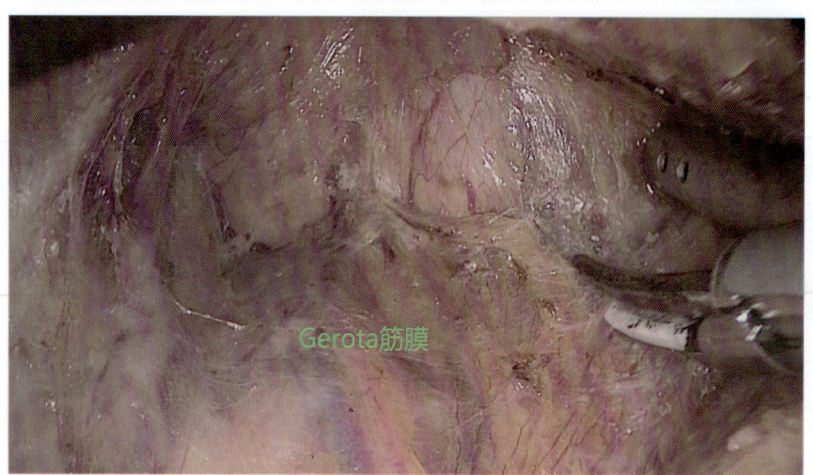

图 4-20　左侧 Gerota 筋膜（2）

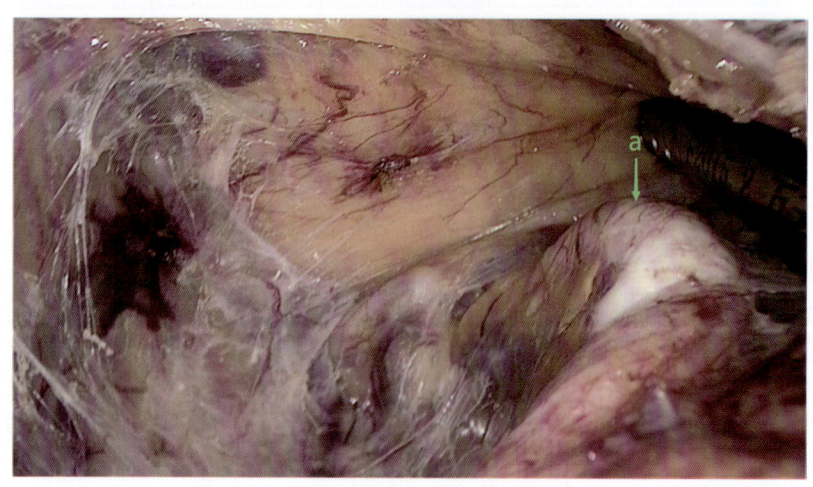

图 4-21　"欢乐间隙"下界［脾动脉（a）］

第三步：右侧界。

（1）暴露：助手右手持钳向头侧调整支撑点，继续挑起胃后壁。主刀向右轻压胃左动脉，显露右膈肌脚区域。

（2）操作：主刀沿右膈肌脚肌膜表面从胃左动脉头侧向食管裂孔右侧逐步裸化分离，充分显露右膈肌脚，并与腹腔干右侧区相通，此即"欢乐间隙"右侧界（图4-22）。

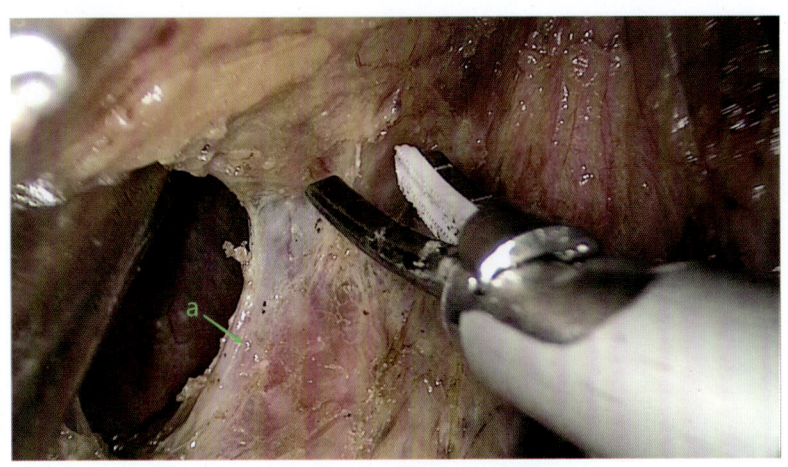

图4-22 "欢乐间隙"右侧界［右膈肌脚（a）］

第四步：上界。

（1）暴露：助手灵巧地调整支撑点和受力方向，将胃体后壁及胃底向腹侧挑起并保持适当张力。主刀左手轻压左膈肌脚和左Gerota筋膜，显露欢乐间隙头侧区域。

（2）操作：主刀沿左膈肌脚肌膜表面和左Gerota筋膜向头侧精准剥离胃背系膜，完整显露食管裂孔，向左继续游离，显露左膈肌脚和胃膈韧带。随后，继续沿食管裂孔向上分离并暴露食管后壁。食管裂孔、左膈肌脚表面和胃膈韧带的连线形成"欢乐间隙"上界（图4-23、图4-24）。

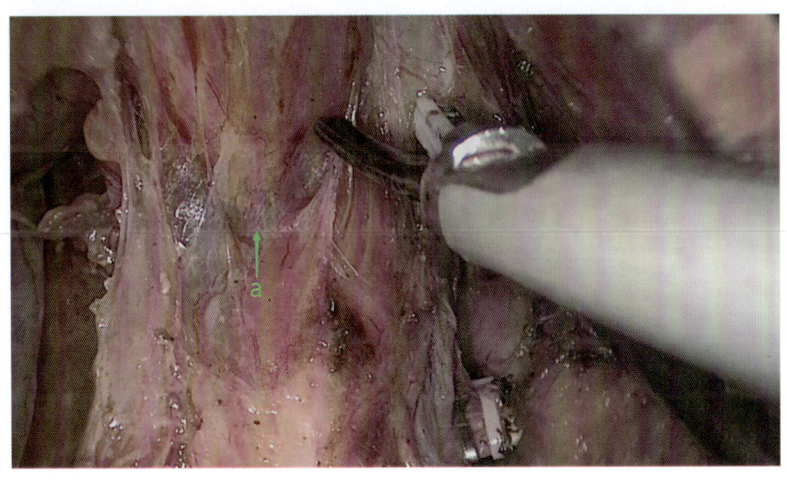

图4-23 显露食管裂孔（a）

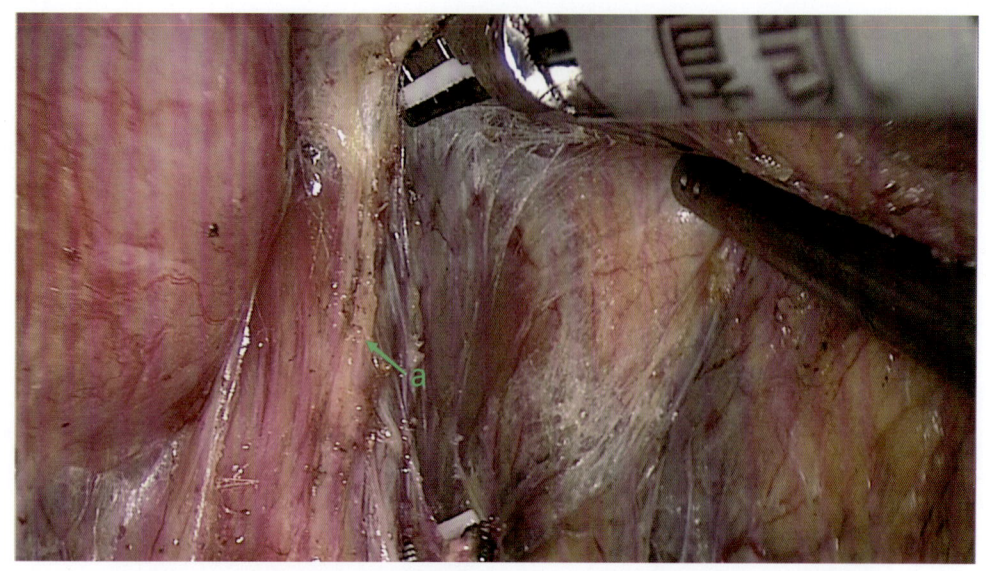

图 4-24 "欢乐间隙"上界［左膈肌脚（a）］

第五步：左侧界。

（1）暴露：助手继续向腹侧挑起胃后壁。主刀的左手将胃左后壁推向左上方，显露"欢乐间隙"左侧区域并保持适当的张力。

（2）操作：主刀沿左 Gerota 筋膜继续向左侧拓展手术平面，直至充分显露脾中上极后缘，并将其定义为"欢乐间隙"的左侧界（图 4-25）。

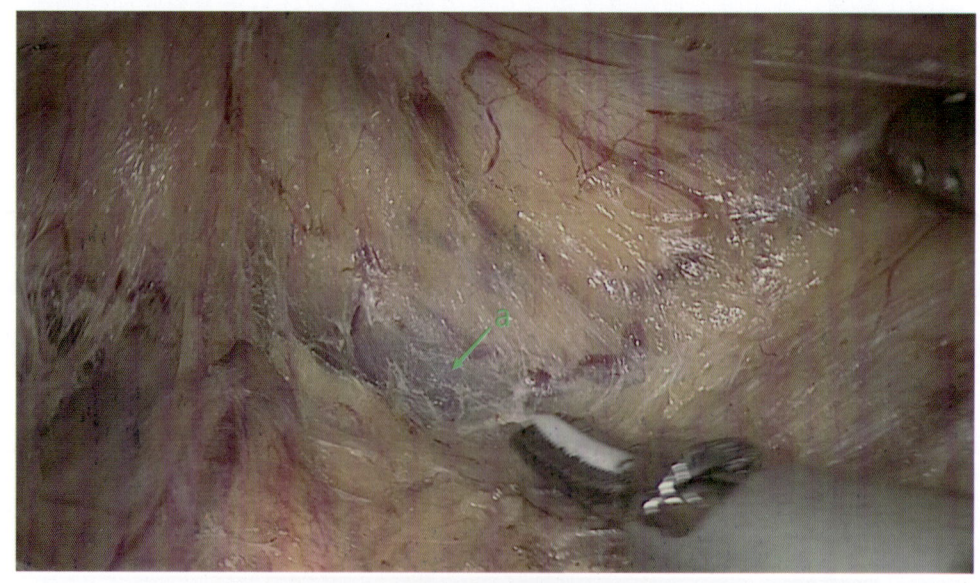

图 4-25 "欢乐间隙"左侧界［脾脏（a）］

第六步：离断胃左动脉。

回到入口处，骨架化腹腔干和胃左动脉，清扫 No.7 和 No.9 淋巴结，并在根部离断胃左动脉。至此，完成了"欢乐间隙"的分离（图 4-26、图 4-27、图 4-28）。

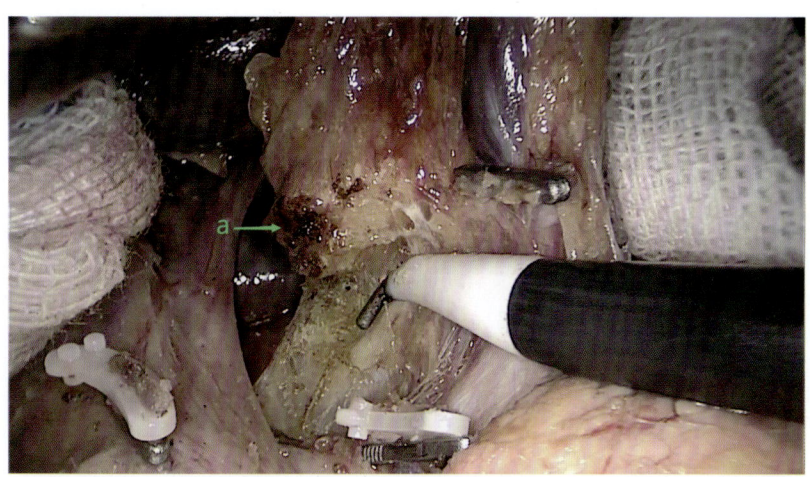

图4-26 清扫No.7淋巴结（a）

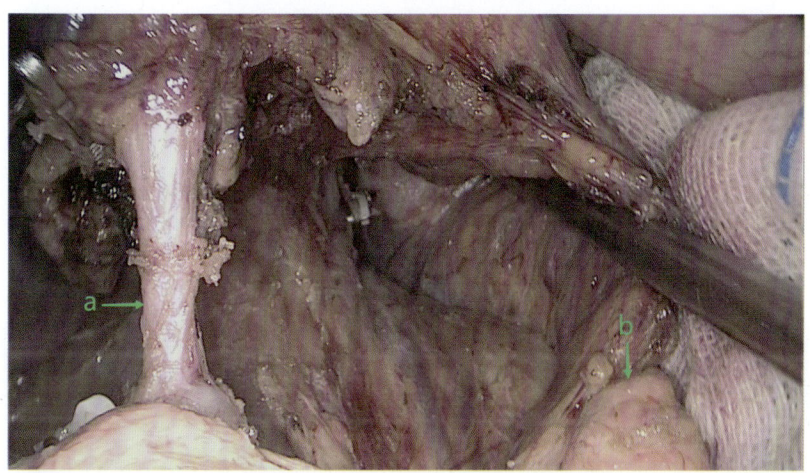

图4-27 "欢乐间隙"［胃左动脉（a）、胰腺（b）］

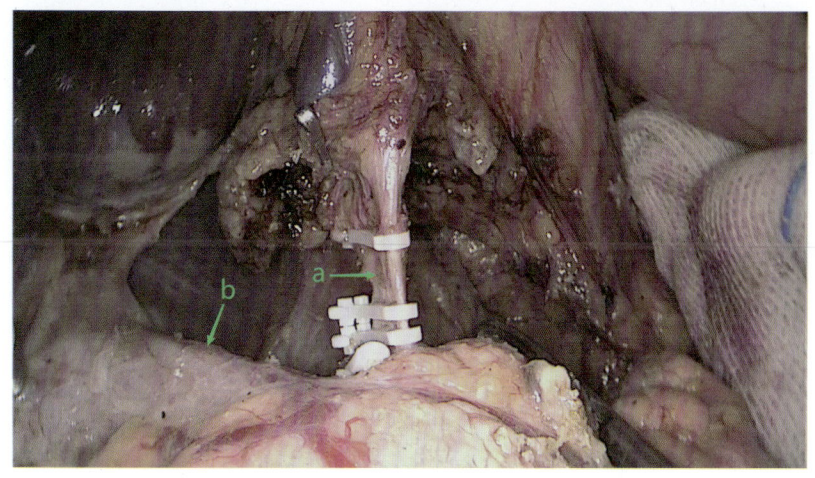

图4-28 离断胃左动脉（a）、肝总动脉（b）

第七步：清扫 No.11 和 No.4sb 淋巴结。

助手依次提拉外周胃背系膜，显露脾血管及其分支。主刀沿着脾血管表面清扫周围的淋巴脂肪组织，完成 No.11 淋巴结清扫；自根部离断胃后动脉和胃网膜左血管，完成 No.4sb 淋巴结清扫（图 4-29 至图 4-34）。

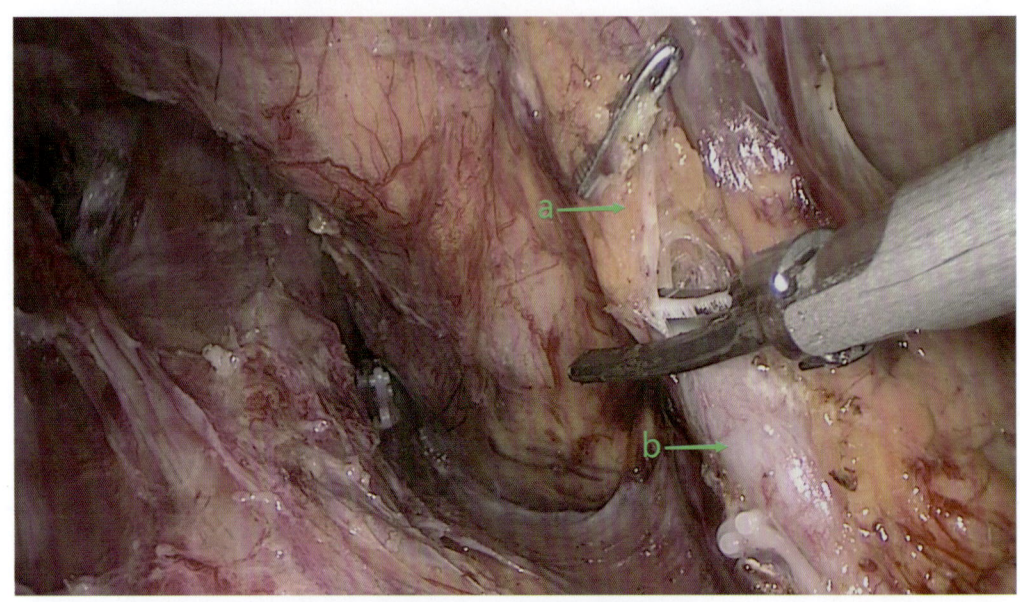

图 4-29　清扫 No.11（a），显露脾动脉（b）

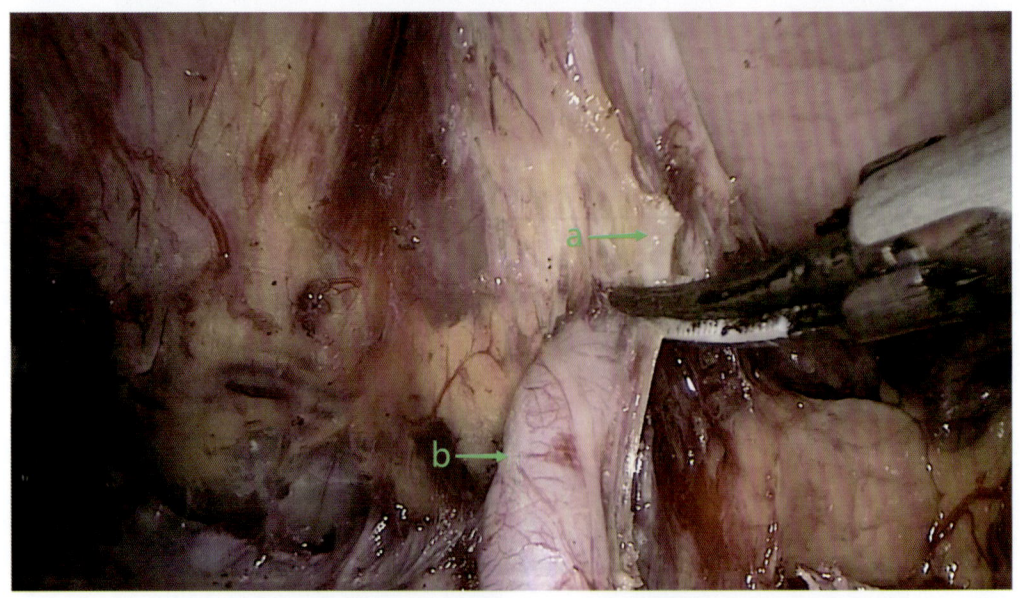

图 4-30　清扫 No.11 淋巴结（a），显露脾动脉（b）

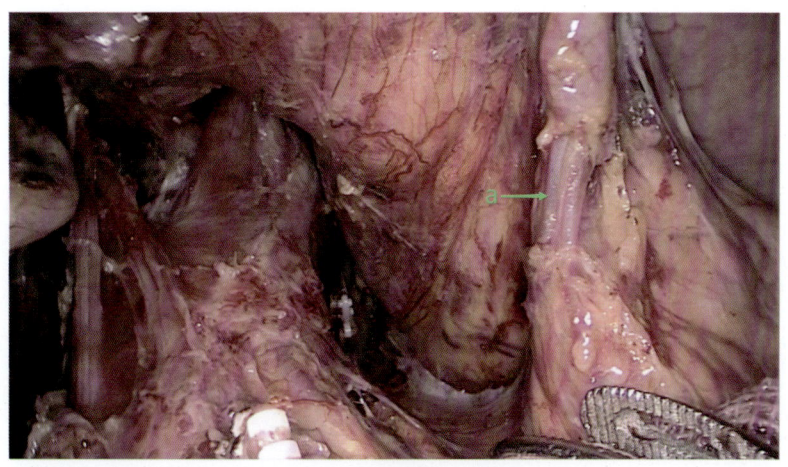

图 4-31　胃后血管（a）

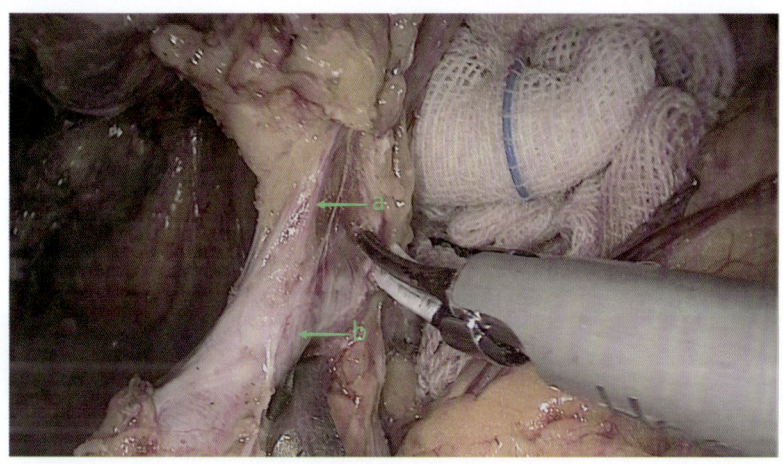

图 4-32　胃后血管（a）、脾动脉（b）

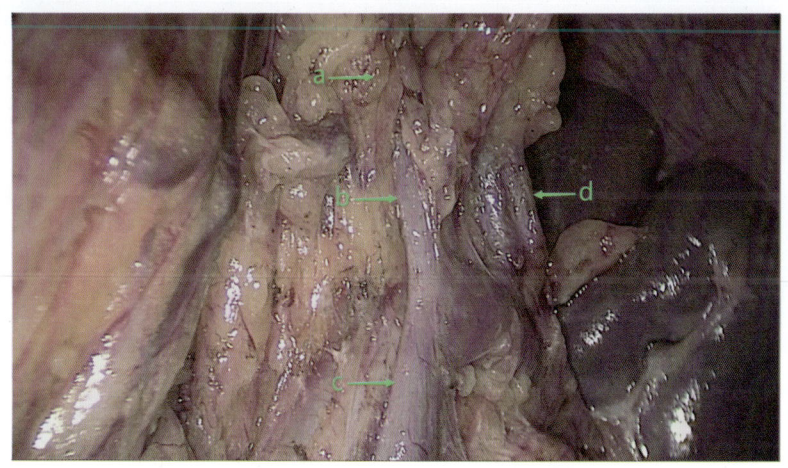

图 4-33　清扫 No.4sb 淋巴结（a），显露胃网膜左血管（b）、脾血管（c）、胃短血管（d）

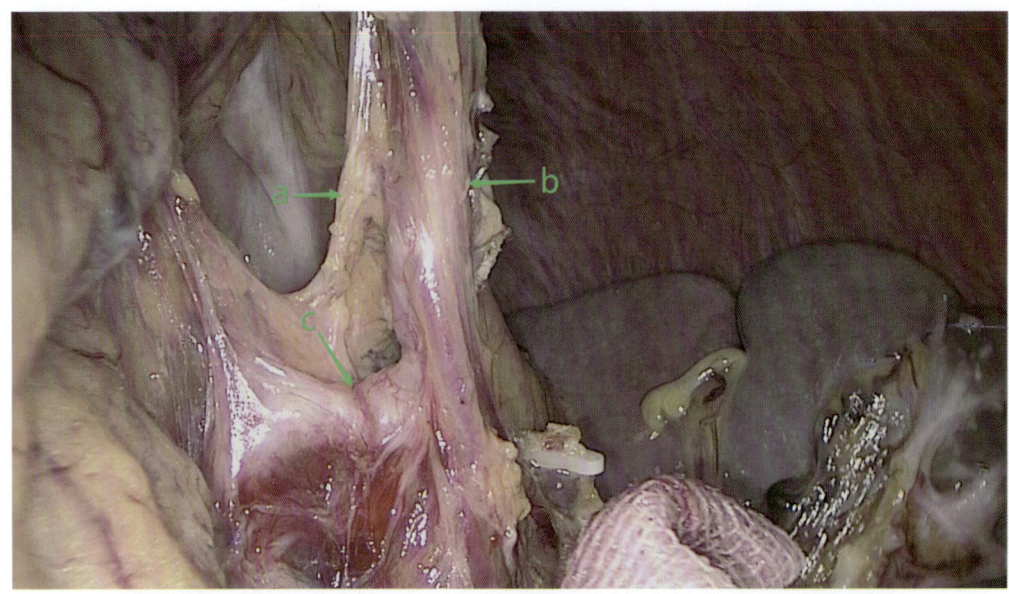

图 4-34 清扫 No.4sb 淋巴结（a），显露胃网膜左血管（b）、脾血管（c）

第八步：清扫脾门淋巴结。

助手将胃体和胃底后壁向右上方牵拉，充分显露脾门和胃脾韧带。主刀自脾下叶血管表面逐步向脾上叶血管清扫脾门淋巴脂肪组织，根部离断第 3—4 支胃短动脉，完成 No.10 淋巴结清扫。最后，显露并切断胃膈韧带。（图 4-35 至图 4-42）

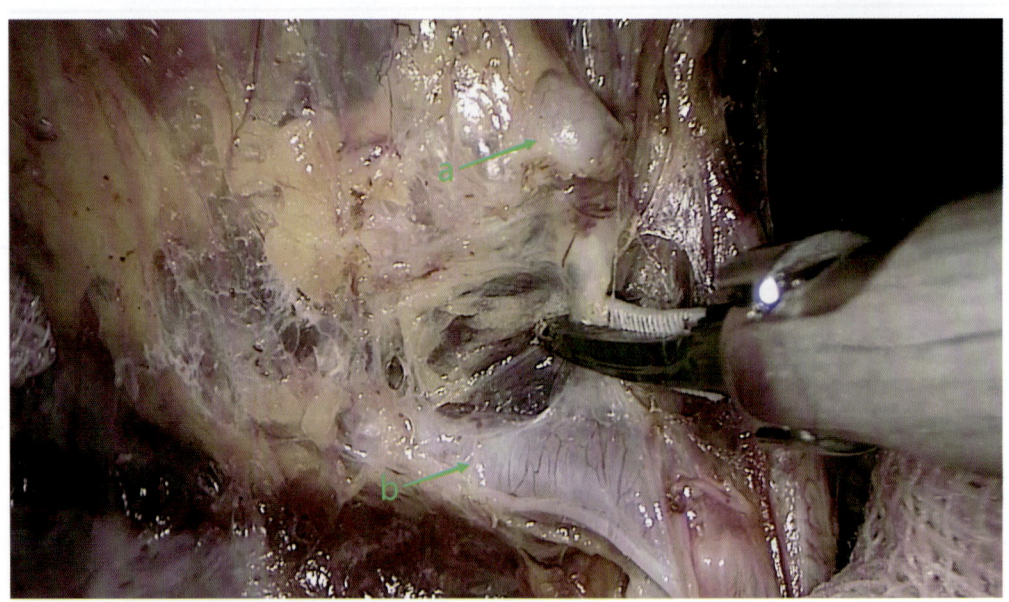

图 4-35 清扫 No.10 淋巴结（a），显露脾血管（b）

第四章 腹腔干左侧区淋巴结清扫："欢乐间隙"和"欢乐间隙分离法"

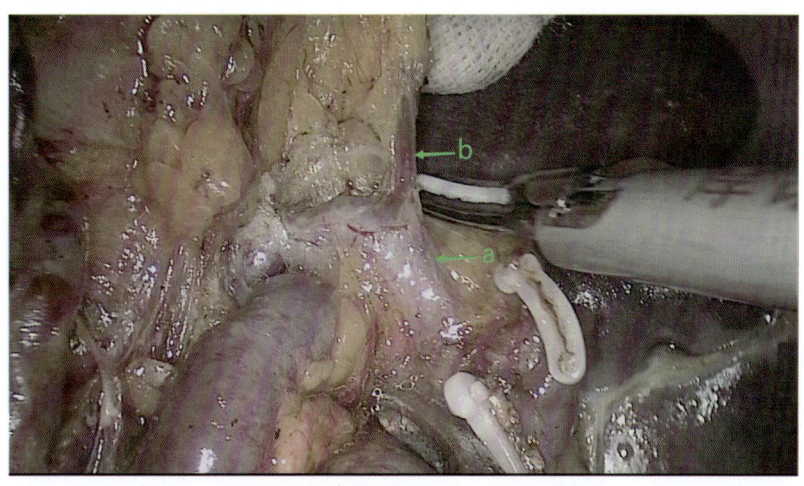

图 4-36 脾动脉下极支（a）、胃短血管（b）

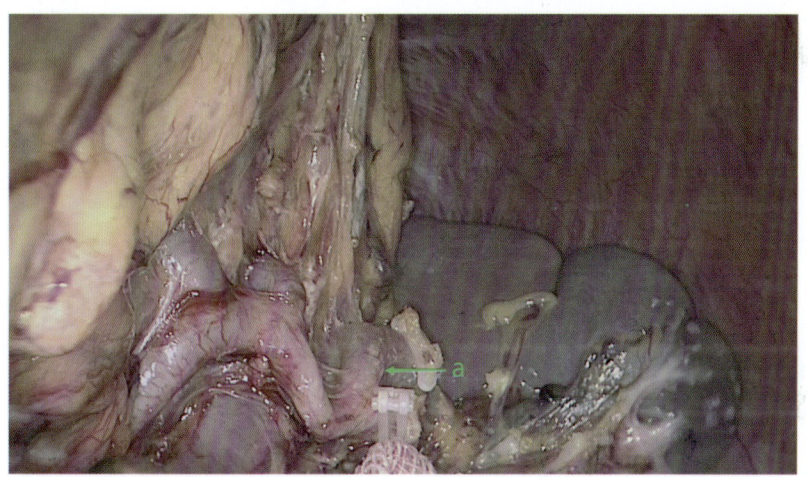

图 4-37 脾动脉下极支（a）

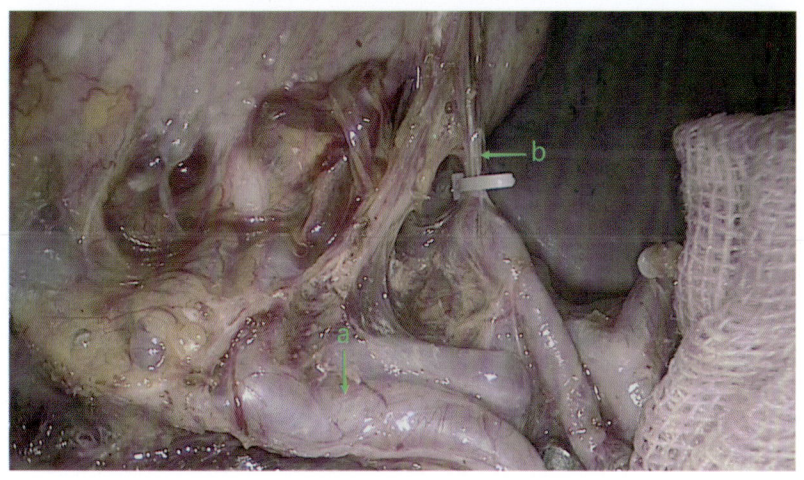

图 4-38 脾动脉上极支（a）、胃短血管（b）

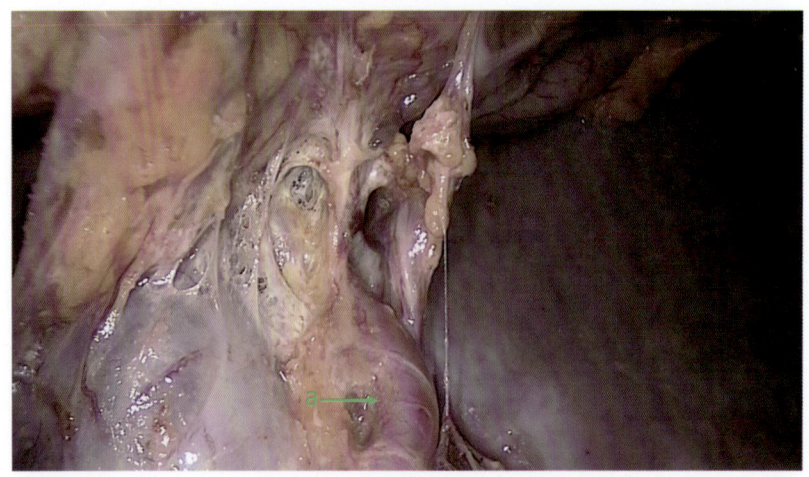

图 4-39 脾动脉上极支（a）

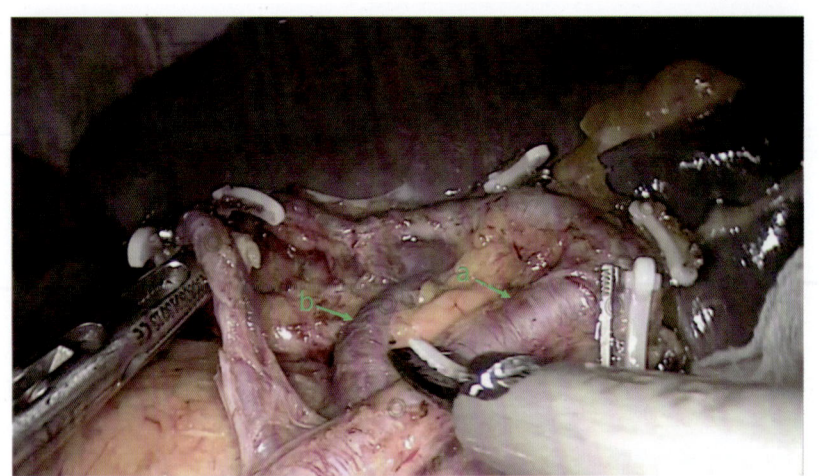

图 4-40 脾门淋巴结清扫后全貌［脾动脉（a）、脾静脉（b）］

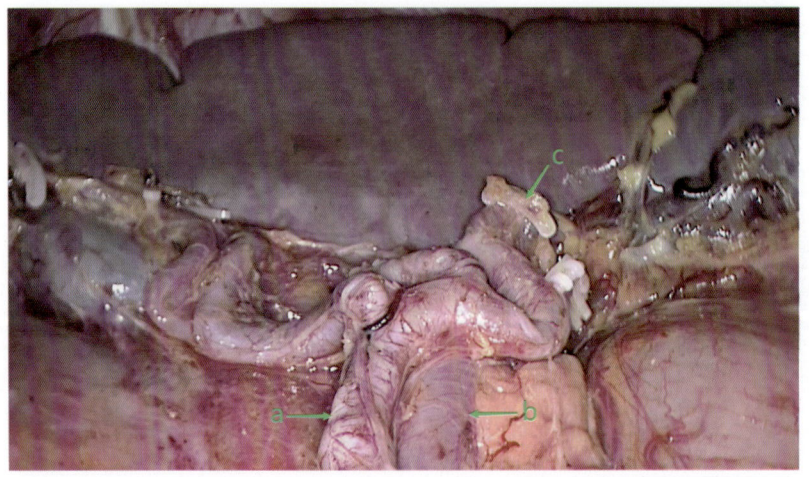

图 4-41 脾门淋巴结清扫后全貌［脾动脉（a）、脾静脉（b）、胃短血管（c）］

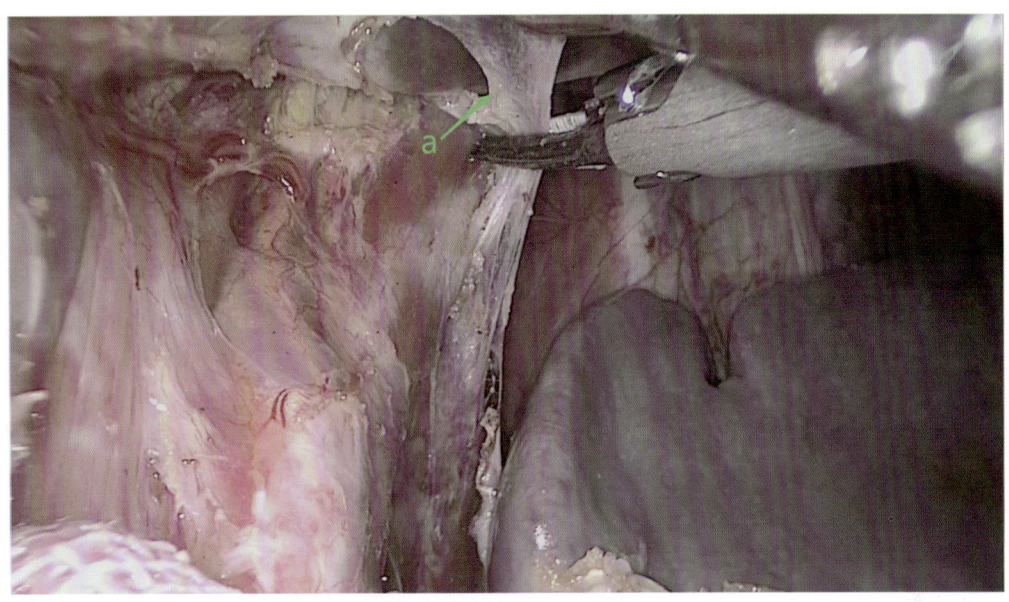

图 4-42　胃膈韧带（a）

第九步：转向胃小弯侧，助手撑起左肝外侧叶；主刀沿肝脏下缘自右向左切断肝胃韧带，清扫 No.3 淋巴结。切开膈食管筋膜，切断迷走神经，清扫 No.1 和 No.2 淋巴结，充分暴露食管下段（图 4-43）。

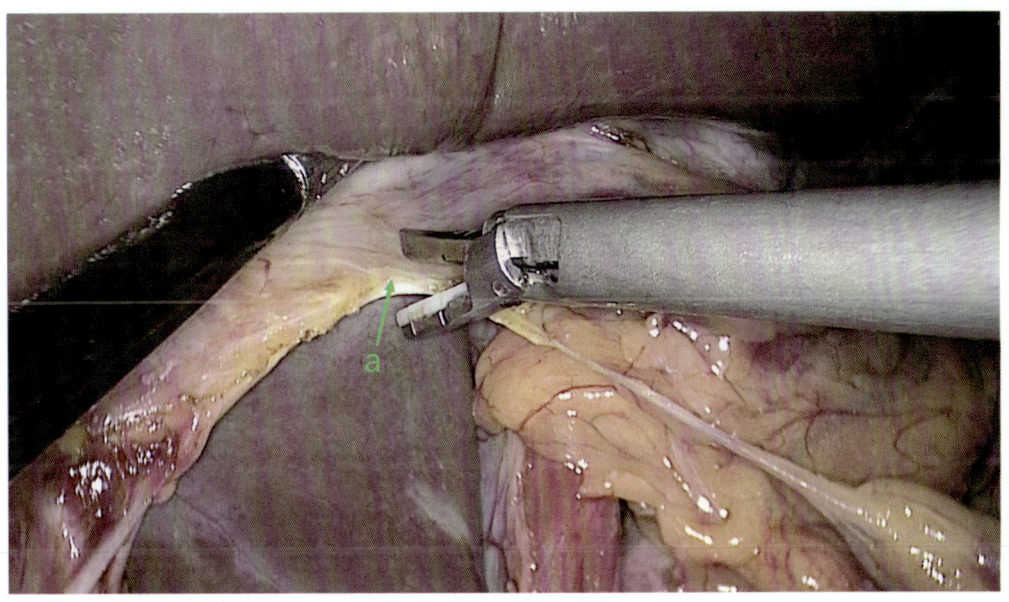

图 4-43　肝胃韧带（a）

第四节 "欢乐间隙分离法"的优点

"欢乐间隙分离法"的优点有如下五个方面：

（1）"欢乐间隙"是一个潜在的、无血的、可拓展的、可重复的解剖间隙，在手术操作中，可作为一个良好的拓展空间，鲜有出血，能最大限度地保持术野的整洁干净。

（2）"欢乐间隙"是不同胚胎组织来源的胃背系膜和后腹膜之间的融合筋膜间隙，左 Gerota 筋膜可视为该间隙的系膜床。因此，以左 Gerota 筋膜为平面导向，将二者分离开来，能更好地将其还原至胚胎来源的原始状态，从而，完整剥离胃背系膜，更趋于完整系膜切除。

（3）在术野暴露过程中，助手主要通过挑、撑胃后壁、提拉胃背系膜等动作来显露操作空间，避免直接夹持胃壁，减少和肿瘤的接触，更符合无瘤原则。

（4）充分拓展"欢乐间隙"，"掏空"胃后间隙，使胃背系膜和胃周血管"站立"起来，从而更好地辨识脾血管及其分支的走形，有效地提高脾门淋巴结清扫的效率和安全性。

（5）将手术步骤程序化，不仅有助于规范操作流程、提高手术的肿瘤根治效果，同时也便于学习与掌握，有效缩短学习曲线，促进手术技术的标准化与推广。

参考文献

［1］XIE D, LIU L, OSAIWERAN H, et al. Detection and characterization of metastatic cancer cells in the mesogastrium of gastric cancer patients［J］. PLoS One, 2015, 10（11）: e0142970.

［2］VAN DER PAS M H, HAGLIND E, CUESTA M A, et al. Laparoscopic versus open surgery for rectal cancer（COLOR II）: short-term outcomes of a randomised, phase 3 trial［J］. Lancet Oncol, 2013, 14（3）: 210-218.

［3］BONJER H J, DEIJEN C L, ABIS G A, et al. A randomized trial of laparoscopic versus open surgery for rectal cancer［J］. N Engl J Med, 2015, 373（2）: 1324-1332.

［4］STORLI K E, EIDE G E. Laparoscopic complete mesocolic excision versus open complete mesocolic excision for transverse colon cancer: long-term survival results of a prospective single centre non-randomized study［J］. Dig Surg, 2016, 33（2）: 114-120.

［5］ZHENG C Y, DONG Z Y, QIU X T, et al. Laparoscopic perigastric mesogastrium excision technique for radical total gastrectomy［J］. Wideochir Inne Tech Maloinwazyjne, 2019, 14（2）: 229-236.

［6］ZHENG C Y, DONG Z Y, ZHENG L Z, et al. Laparoscopic D2 plus complete mesogastrium excision using the "enjoyable space" approach versus conventional D2 total gastrectomy for local advanced gastric cancer: short-term outcomes［J］. Wideochir Inne Tech Maloinwazyjne，2020 Mar，15（1）：58-69.

［7］QIU X T，ZHENG C Y，LIANG Y L，et al. Totally laparoscopic total gastrectomy using the "enjoyable space" approach coupled with self-pulling and latter transection reconstruction versus laparoscopic-assisted total gastrectomy for upper gastric cancer：short-term outcomes［J］. Wideochir Inne Tech Maloinwazyjne，2022，17（2）：352-364.

视频：超声刀 – 欢乐间隙分离法　　视频：电钩 – 脾门清扫　　视频：电钩 – 腹腔干左侧区

第五章 电器械在腹腔镜胃癌手术的妙用

第一节 电器械的发展史及概述

一、电器械的发展史

1900 年，巴黎内科医生 Joseph Rivered 用电流来治疗一个失眠症患者时，电极间的火花电弧使患者的皮肤凝固，最终他使用这种电弧电流治疗了一个手部癌性溃疡的患者，这是首例被记录的使用高频电流的外科手术案例。1910 年，Clark 设计并制作了一台新设备，这台设备能够产生高达 3 A 的电流，通过增加电流和减小电压来产生热量更大、时间更短的电火花，从而可以穿透更深层的人体组织。1914 年，Clark 用"干燥方法"描述由于脱水而使组织损坏、碳化而带来的影响，Clark 成为第一个常规使用这种方法来去除皮肤、头部、颈部、乳房和子宫颈恶性增生的美国人。

二、电器械的概述

（1）单极模式：单极模式中，用完整的电路来切割和凝固组织，该电路由高频电刀内的高频发生器、患者负极板、连接导线和电极组成。

（2）双极模式：双极电凝是通过双极镊子的两个尖端向机体组织提供高频电能，使双极镊子两端之间的血管脱水而凝固，达到止血的目的。它的作用范围只限于镊子两端之间，对机体组织的损伤程度和影响范围远比单极模式要小得多，适用于对小血管（直径＜4 mm）和输卵管的封闭，多用于脑外科、显微外科、五官科、妇产科以及手外科等较为精细的手术中。

（3）高频电刀技术的特点：切割速度快、止血效果好、操作简单方便；与传统机械手术刀相比，在临床上采用高频电刀可缩短手术时间，减少患者失血量及输血量，从而降低并发症及手术费用；与其他电外科手术器（如激光刀、微波刀、超声刀、水刀等）相比，高频电刀适应手术范围广，容易进入手术部位，操作简便。

第二节　腹腔镜胃癌手术中如何应用电器械

工欲善其事，必先利其器。腹腔镜外科在中国经历了20余年的发展，这种技术的进步离不开分离工具的发明和使用，超声刀首先成为腹腔镜技术的推动者。但是，超声刀也有其本身的不足和缺陷，它不是一个完全精细化的解剖工具，在腹腔镜胃癌手术中，传统的单极电外科器械（如电钩、电铲等）还是有其值得应用之处的。

（1）机械手术刀：刀具对活体物理组织的切割，创伤大，出血大，手术时间长。

（2）电刀/电钩：高频高压电流与肌体接触时对组织进行加热，实现对肌体组织的分离和凝固，从而达到切割和止血的目的。其切割速度快，止血效果好、操作简单、安全方便，适应手术范围广；没有气化效果，不会造成假平面，便于寻找和保持在正确平面中进行解剖；电钩角度灵活，更易于困难角度的操作。不足之处是在重要的脏器和大血管旁边进行分离切割时，术中有烟和焦痂。

（3）超声刀：刀头在超高的振动频率下接触组织蛋白，产生空化作用，组织内水分迅速汽化，蛋白氢键断裂，蛋白质变性凝结，从而达到切割、凝闭和止血的作用。腔镜手术中有优势，损伤范围小，且处于低温状态。

一、腹腔镜胃癌手术中电器械操作要点

操作手法：①点，用于局部止血；②划，用于系膜与系膜床分离；③拨，用于钝性分离；④勾，用于靠近血管处分离。

操作要点：

（1）电刀接触组织一定要轻，在术者和助手双方保持组织张力的基础上进行切割。

（2）接触的组织务必相对干燥，否则会导致电流热量分散，不能有效地切割电凝组织而造成不必要的热辐射损伤。

（3）使用电钩行组织分离，由于电钩并不锐利，又较细小，在做钝锐交替分离组织时，电钩使用的技巧性尤为突出，以电钩头锐性分离组织，再用电钩后半部分做钝性分离、推开等动作。

（4）操作中应尽量保持"挑"的动作，因为电钩若接触非目标区域，会造成医源性损伤。

二、电钩在"欢乐间隙法"腹腔镜胃癌手术中的应用

（1）幽门下区——"挑拨离间法"。幽门下区淋巴结清扫是胃癌根治术中的难点，也是较危险的部分。因为胃网膜右静脉与右结肠静脉汇合为Henle干，再汇入肠系膜上静脉；若术中损伤胃网膜右静脉，处理不当会造成Henle干，甚至肠系膜上静脉的损伤，导致严重后果。如何准确进入胃结肠融合筋膜间隙，并将横结肠系膜前

叶从胃床上剥离下来是幽门下区淋巴结清扫的关键。电钩结合"挑拨离间法"能更精准地寻找并分离胃结肠融合筋膜间隙，具有一定的优势。

（2）腹腔干右侧区——"帐篷法"。运用电钩从胰腺下缘沿着胰腺表面剥离胰腺被膜，直至胰尾及胰后间隙。电钩的运用可以更加快速、流畅地实现胰腺的游离及周围淋巴结的清扫。腹腔镜干右侧区 No.8、No.12 淋巴结清扫也是手术的难点，此处主刀与助手难以形成有效的牵拉，容易损伤门静脉、胆管等重要结构；构建以肝十二指肠韧带与肝包膜附着处为顶点的帐篷，有利于暴露术野并且主刀与助手可以形成有效牵拉，降低 No.8、No.12 淋巴结清扫难度。该区域运用超声刀为主，电钩可用于淋巴结清扫，沿着门静脉左侧壁清扫 No.12 淋巴结，并延续清扫 No.7 淋巴结。

（3）腹腔干左侧区——"欢乐间隙分离法"。腹腔镜干左侧区脾门位置深、血管走形复杂。通过充分拓展"欢乐间隙"，使胃周系膜和血管"站立"起来，更好地辨识脾血管及其分支的走形，从而有效地提高脾门淋巴结清扫的效率和安全性。脾门血管丰富，术者以使用超声刀为常见，运用电钩者少有。此处电钩的使用应该要更加严格遵循膜解剖理念，在组织间隙内游离，避免损伤脾血管。

第三节　小　　结

（1）腹腔镜胃癌手术中，在使用超声刀的基础上灵活运用电钩，可以起到锦上添花的作用。

（2）电钩的运用可以更加快速、流畅地实现胰腺的游离及周围淋巴结的清扫。

（3）运用电钩能更精准地寻找并分离胃结肠融合筋膜间隙，具有独特的优势。

（4）电钩脾门淋巴结清扫更加精细化、精准化，更趋于膜解剖手术。

视频：电钩－点

视频：电钩－划

视频：电钩－拨

视频：电钩－勾

基于膜解剖全腹腔镜下胃癌根治术的视频